Transurethral Ureterolithotripsy

経尿道的尿管砕石術
安全・確実なTULの手術手技

松崎純一
大口東総合病院泌尿器科部長

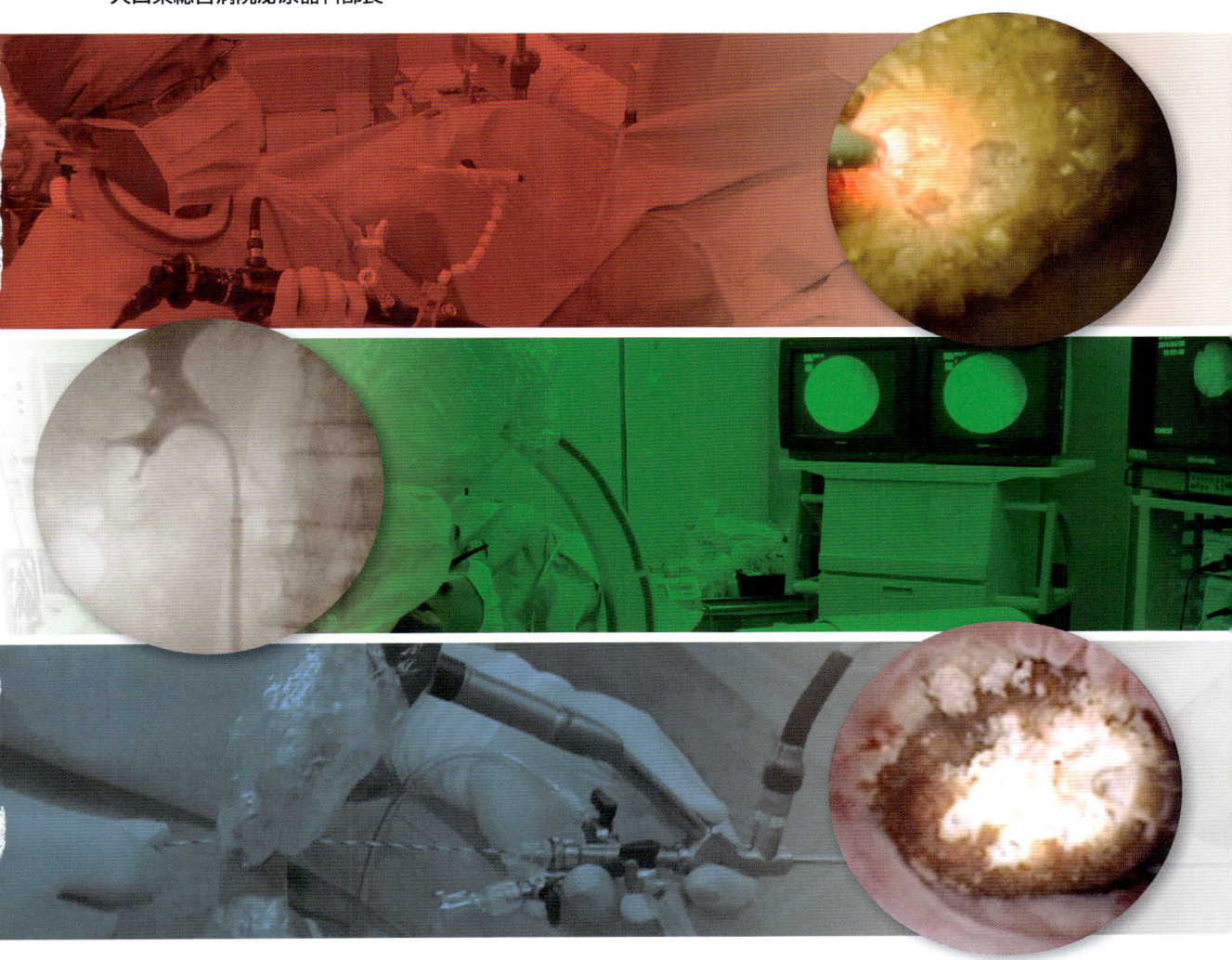

MEDICAL VIEW

本書では，厳密な指示・副作用・投薬スケジュール等について記載されていますが，これらは変更される可能性があります。本書で言及されている薬品については，製品に添付されている製造者による情報を十分にご参照ください。

Transurethral Ureterolithotripsy
（ISBN978-4-7583-1262-2 C3047）

Author : Junichi Matsuzaki

2015. 9. 10　1st ed

©MEDICAL VIEW, 2015
Printed and Bound in Japan

Medical View Co., Ltd.
2-30　Ichigayahonmuracho, Shinjyukuku, Tokyo, 162-0845, Japan
E-mail　ed@medicalview.co.jp

序　文

　尿路結石は数ミリの大きさで疼痛や発熱の原因となったり，数センチまで増大してサンゴ状結石となっても無症候のこともある。尿路結石は泌尿器科の診療のなかで日常的にみられる疾患であり，その治療に精通することは大事なことである。

　これまで尿路結石に対する治療はESWL（体外衝撃波砕石術）がその主役であった。ESWLは簡便性や低侵襲性が利点であったが，有効性は約80〜90％であり，即効性のある治療とはいえない。また，以前より硬性尿管鏡によるTUL（経尿道的尿管砕石術）は行われてきたが，下部尿管結石に対する治療であり，上部尿管結石や腎結石については内視鏡が到達不可能なため治療の対象とはならなかった。

　しかし，近年尿管鏡の細径化や軟性尿管鏡，ホルミウムヤグレーザーなど器機の進歩により上部尿管結石や腎結石の治療が可能となった。軟性尿管鏡と尿管アクセスシース，抽石用バスケットカテーテルを用いたTULをf-TULとよび，ほぼすべての部位の尿路結石に対し確実に結石を消失させる理想的な方法として認識されている。

　TULのメリットは結石を破砕した後に破砕片を摘出し，術直後にstone free（結石が全くない状態）にできることであり，この点がESWLとの大きな違いである。TULはESWLとPNL（経皮的腎砕石術）の中間的な位置を担う治療であり，その有効性から今後も普及していくと思われる。

　96本の動画とともに，本書が尿路結石治療の一助となれば幸いである。

2015年8月

松崎純一

経尿道的尿管砕石術
安全・確実なTULの手術手技

目 次

I. TULの適応と治療方針 — 10

尿管結石の治療方針 — 10
上部尿管結石 10 ／中部尿管結石 10 ／下部尿管結石 11

腎結石の治療方針 — 12
10mm未満の腎結石 12 ／10mm以上20mm未満の腎結石 12 ／20mm以上の腎結石 13

サンゴ状結石の治療方針 — 14
患者側の因子 14 ／非患者側の因子 14

II. TULの機器と使用方法

使用機器と基本的使用法 — 16

処置用膀胱鏡 — 16
ガイドワイヤー — 16
ガイドワイヤーの特徴と種類 16 ／ガイドワイヤー操作時の注意点 20

尿管カテーテル — 20
尿管アクセスシース（UAS） — 20
尿管アクセスシースの長所と短所 20 ／尿管アクセスシースの種類と選択 22 ／尿管アクセスシースのサイズの決定 23 ／尿管アクセスシースの挿入法 24

破砕機器 — 26
破砕機器の種類 26 ／ホルミウムヤグレーザー（Ho-YAG）26 ／リトクラスト® 31

バスケットカテーテル — 32
バスケットの特徴 33 ／バスケットカテーテルの使用方法 35 ／バスケットカテーテルの把持方法 36

バスケットカテーテルpushup防止用器具 — 36
バスケットカテーテルpushup防止用機器の使用法 37

尿管ステント — 38
尿管ステントの種類 38 ／ステント留置の実際 38

周辺機器 — 41
TVビデオシステム 41 ／X線透視装置（C-アーム）41 ／ポートシール 43 ／灌流用生理食塩水（1〜2L）43 ／灌流用ルート 44 ／Yアダプター 44

硬性尿管鏡の基本的使用法 — 46

硬性尿管鏡の種類と特徴 — 46
硬性尿管鏡のメリット 47 ／硬性尿管鏡のデメリット 47

硬性尿管鏡のセッティング — 47
硬性尿管鏡の操作法 — 49
初心時の操作 49 ／尿管口への挿入法 50 ／尿管内での操作法 52 ／屈曲や狭窄がある場合の操作法 52 ／尿管鏡操作の注意点 53

硬性尿管鏡による結石の破砕と摘出 — 53
結石の破砕 53 ／結石の摘出 55

硬性尿管鏡と尿管アクセスシースの併用 ·· 56
　　　　併用の利点 56 ／併用の欠点 56

軟性尿管鏡の基本的使用法 ——————————————————— 57
　　軟性尿管鏡の特徴 ·· 57
　　軟性尿管鏡の種類 ·· 57
　　軟性尿管鏡のセッティング ·· 58
　　軟性尿管鏡の操作法 ··· 60
　　　　姿勢 60 ／内視鏡の保持，機器のセッティング 60 ／軟性尿管鏡の操作の基本 61 ／軟性尿
　　　　管鏡の操作を行う手の動き 62 ／軟性尿管鏡の挿入法 63 ／尿管内での尿管鏡の操作 65 ／
　　　　腎盂内での尿管鏡の操作 67
　　軟性尿管鏡による結石の破砕と摘出 ·· 68
　　　　軟性尿管鏡下での破砕 68 ／レーザーによる破砕 68 ／バスケットカテーテルによる摘出 68 ／
　　　　結石摘出後の腎盂の観察 68

Ⅲ．使用機器の配置とスタッフの配置 ————————————— 70
　　使用機器の配置 ··· 70
　　　　透視モニターとビデオモニター 70 ／器械台 72 ／レーザー本体 75
　　必要な人員 ··· 75
　　助手の役割 ··· 75
　　　　灌流液のコントロール 75 ／レーザーファイバーやバスケットカテーテルの挿入の補助 76 ／
　　　　内視鏡変更の際のケーブル着脱の補助 78 ／尿管ステント挿入の補助 78
　　助手のいないTUL（one person TUL）··· 78
　　メディカルスタッフの役割 ·· 79

Ⅳ．術前評価と術前準備 ————————————————————— 80
　　結石の評価 ··· 80
　　　　術前評価の方法 80 ／結石の大きさの評価 81 ／結石の位置の評価 83 ／尿路の形態の評価 83
　　結石のリスクファクターの評価 ·· 85
　　全身状態の評価 ··· 87
　　術前準備 ·· 87

Ⅴ．手術の実際
体位と麻酔 ——————————————————————————— 88
　　体位 ·· 88
　　　　体位と合併症の予防 88 ／砕石位の位置決め 90 ／レビテーターの使用法 91
　　麻酔 ·· 93

手術手技 ———————————————————————————— 94
下部尿管結石の手術手技 ———————————————————— 94
　　硬性尿管鏡を用いたTUL ·· 94
　　　　ポイント 94 ／手技 94
　　結石の破砕 ··· 96
　　　　リトクラスト®による破砕 96 ／レーザーによる破砕 96

結石の摘出 … 99
バスケットカーテルによる膀胱内への結石摘出 99／尿管結石摘出後の観察 102／膀胱内の結石摘出 103

結石摘出後の処置 … 103

中部尿管結石の手術手技 — 104

硬性尿管鏡を用いた TUL … 104
ポイント 104／手技 104

結石の破砕 … 107
リトクラスト®による破砕 107／レーザーによる破砕 108

結石の摘出 … 108
バスケットカーテルによる膀胱内への結石摘出 108／尿管結石摘出後の確認 109／膀胱内の結石摘出（膀胱内に摘出した場合のみ）109

結石摘出後の処置 … 109

上部尿管結石の手術手技 — 110

軟性尿管鏡を用いた f-TUL … 110
ポイント 110／手技 110

上部尿管結石のpushupについて … 112
pushupを防止する方法 112／意図的にpushupする 114

レーザーによる結石の破砕 … 114
結石の摘出と摘出後の処置 … 115

腎結石の手術手技 — 116

軟性尿管鏡を用いた f-TUL … 116
ポイント 116／手技 116

結石の摘出と摘出後の処置 … 119
結石の摘出 119／結石と尿管アクセスシースの距離 120／残石の確認と結石摘出後の処置 121

下腎杯結石の手術手技 — 122

軟性尿管鏡を用いた f-TUL … 122
ポイント 122／器機の準備 122／手技 124

下腎杯結石処置時のトラブルシューティング … 127
バスケットが抜けなくなった場合の対処 127／予防法 129

複数結石の手術手技 — 130

治療方針 … 130
ポイント 130／結石の部位，個数と治療方針 130

手技 … 130

ストーンストリートの場合の手術手技 … 132
ポイント 132／ストーンストリートの距離が短い場合（1〜2cmまで）132／ストーンストリートの距離が長い場合（2cm以上）135

ante-URS の手術手技 — 138

軟性尿管鏡を用いた f-TUL（順行性）… 138
ポイント 138／適応症例 139

手技 … 139

トラブルシューティング —— 142

結石までのアクセスの不良（屈曲，狭窄，嵌頓結石） —— 142
尿管の屈曲のため，結石に尿管鏡が届かない 142 ／尿管の狭窄のため，結石に尿管鏡が届かない 144 ／嵌頓結石の尾側が浮腫状になって結石に届かない 146

内視鏡の視野がよくない —— 147
灌流の注入は良好であるか？ 147 ／ドレナージが良好か？ 147

破砕の効率がよくない —— 149
レーザーの設定と結石破砕効率 149 ／破砕時にレーザーファイバーがうまく結石に当たらない 150 ／呼吸性移動があってうまく破砕できない 150

摘出の効率がよくない —— 153
摘出結石のサイズ，尿路アクセスの内径 153 ／把持する方向 153 ／バスケットカテーテルの選択 153 ／内視鏡の出し入れの効率化 153 ／どこまで摘出するか？ 153

合併症 —— 154
尿管で結石を把持したらバスケットカテーテルが抜けなくなった 154 ／腎盂尿管粘膜を傷つけてしまった（エクストラができた）156 ／尿管ステントが抜けない 159 ／尿管ステントが尿管内に挙上してしまった 161 ／術後に腎盂腎炎，敗血症となった場合の対処法 162 ／術後に腎機能が低下した場合の対処法 163

VI. 術後評価 —— 164

結石の評価 —— 164
術後評価の方法 164 ／結石の大きさと位置の評価 164 ／尿路の形態の評価 164

結石分析の評価 —— 165
再発予防 —— 165

VII. 合併症とその対策 —— 166

合併症の種類 —— 166
合併症を減少させるために —— 167

VIII. インフォームドコンセント —— 168

術前のインフォームドコンセント —— 168
診断 168 ／治療 169 ／TUL の手術手技，合併症についての説明 169 ／TUL の日程の説明 170 ／術後の生活について 171 ／結石分析の重要性の説明 171

術直後のインフォームドコンセント（家族に対して） —— 171
術後（退院前）のインフォームドコンセント（患者に対して） —— 171

IX. 軟性尿管鏡の応用 —— 174

腎性血尿に対する尿管鏡手術 —— 174
必要器機 174 ／手技 174

上部尿路腫瘍 —— 175
ポイント 175 ／必要器機 175 ／手技 175 ／注意点 176

索引 —— 177

動画視聴方法

本書の内容に関連した動画をメジカルビュー社のホームページでストリーミング配信しております。解説と関連する動画のある箇所には，本文の右欄に **Web動画** を表示しています。下記の手順でご利用ください。（下記はPCで表示した場合の画面です。スマートフォンで見た場合の画面とは異なります）

※動画配信は本書刊行から一定期間経過後に終了いたしますので，あらかじめご了承ください。

① 下記URLにアクセスします。
http://www.medicalview.co.jp/movies/

スマートフォンやタブレット端末ではQRコードからアクセス可能です。その際はQRコードリーダーのブラウザではなく，SafariやChrome，標準ブラウザでご覧ください。

② 表示されたページの本書タイトルそばにある「動画視聴ページへ」ボタンを押します。

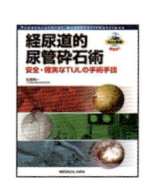

経尿道的尿管砕石術
安全・確実なTULの手術手技
著者　松崎純一
定価 10,800円（税込）　（本体 10,000円＋税）
2015年8月31日刊行

動画視聴ページへ
※書籍に記載のログインパスワードが必要です。
・サンプル動画はこちら
・この書籍の紹介・ご購入はこちら

③ パスワード入力画面が表示されますので，利用規約に同意していただき，右記のパスワードを半角で入力します。

27172893

④ 本書の動画視聴ページが表示されますので，視聴したい動画のサムネールを押すと動画が再生されます。

II. TULの機器と使用方法
II-1. 尿管アクセスシースの挿入 [p.24]

前のページに戻る

動作環境

Windows
OS：Windows 8 / 7 /Vista（JavaScriptが動作すること）
Flash Player：最新バージョン
ブラウザ：Internet Explorer 11 / 10 / 9
Chrome・Firefox 最新バージョン

Macintosh
OS：10.8 / 10.7（JavaScriptが動作すること）
Flash Player：最新バージョン
ブラウザ：Safari・Chrome・Firefox 最新バージョン

スマートフォン，タブレット端末
2015年6月時点で最新のiOS端末では動作確認済みです。Android端末の場合，端末の種類やブラウザアプリによっては正常に視聴できない場合があります。

動画を観る際にはインターネットへの接続が必要となります。インターネット通信料はお客様のご負担となります。パソコンをご利用の場合は，2.0Mbps以上のインターネット接続環境をお勧めいたします。また，スマートフォン，タブレット端末をご利用の場合は，パケット通信定額サービス，LTE・Wi-Fiなどの高速通信サービスのご利用をお勧めいたします。

QRコードは（株）デンソーウェーブの登録商標です。

収録 Web動画 一覧

[ ]内の頁は動画の内容を解説している本文頁

Ⅱ.TULの機器と使用方法

- Ⅱ-1. 尿管アクセスシースの挿入 [p.24]
- Ⅱ-2. 灌流中の内視鏡画像：広い腎盂 [p.26]
- Ⅱ-3. 灌流中の内視鏡画像：虚脱腎盂 [p.26]
- Ⅱ-4. 軟性鏡レーザーファイバー挿入 [p.27]
- Ⅱ-5. fragmentation [p.30]
- Ⅱ-6. dusting [p.30]
- Ⅱ-7. ポップコーン効果 [p.30]
- Ⅱ-8. リトクラスト®による破砕 [p.36]
- Ⅱ-9. バスケットによる結石の把持 [p.36]
- Ⅱ-10. 開きすぎたバスケット [p.36]
- Ⅱ-11. バスケットのしなりの利用 [p.36]
- Ⅱ-12. 0.5mm結石の摘出 [p.36]
- Ⅱ-13. 結石のreposition [p.36]
- Ⅱ-14. N-compass®による結石処理 [p.36]
- Ⅱ-15. 縦持ちによる結石摘出 [p.36]
- Ⅱ-16. 結石の持ち直し [p.36]
- Ⅱ-17. Cアームの回転 [p.43]
- Ⅱ-18. セッティング―カメラヘッド [p.48]
- Ⅱ-19. 硬性鏡挿入（女性） [p.50]
- Ⅱ-20. 回転法による尿管口への挿入 [p.50]
- Ⅱ-21. おじぎ法による尿管口への挿入 [p.51]
- Ⅱ-22. 直接法による尿管口への挿入 [p.51]
- Ⅱ-23. 尿管への挿入(1) [p.52]
- Ⅱ-24. 尿管への挿入(2) [p.52]
- Ⅱ-25. ガイドワイヤーを先行させた尿管挿入 [p.52]
- Ⅱ-26. レーザーとバスケットカテーテルによる結石破砕操作 [p.53]
- Ⅱ-27. レーザーによる結石破砕 [p.53]
- Ⅱ-28. レーザー，バスケットカテーテルによる結石摘出操作 [p.55]
- Ⅱ-29. レーザーファイバーとバスケットカテーテルを留置したままの操作 [p.56]
- Ⅱ-30. サンゴ状結石の摘出 [p.56]
- Ⅱ-31. 軟性尿管鏡ヘッドの「LOCK」ポジション [p.58]
- Ⅱ-32. 軟性尿管鏡の直線化 [p.60]
- Ⅱ-33. 軟性尿管鏡のアングル：上下 [p.62]
- Ⅱ-34. 軟性尿管鏡の右手の動き [p.62]
- Ⅱ-35. 軟性尿管鏡の左手の動き [p.63]
- Ⅱ-36. 尿管から腎盂への軟性尿管鏡の挿入 [p.63]
- Ⅱ-37. 軟性尿管鏡挿入時のシース引き [p.63]
- Ⅱ-38. 軟性尿管鏡の回転 [p.63]
- Ⅱ-39. 腎盂の混濁 [p.67]
- Ⅱ-40. 軟性尿管鏡の吸引手技 [p.67]
- Ⅱ-41. 腎盂の清澄 [p.67]
- Ⅱ-42. 腎盂の観察 [p.67]
- Ⅱ-43. 術後の腎盂観察 [p.68]

Ⅲ.使用機器の配置とスタッフの配置

- Ⅲ-1. 清潔下ポンピング（間欠） [p.76]
- Ⅲ-2. 清潔下ポンピング（連続） [p.76]
- Ⅲ-3. 助手によるバスケットカテーテル挿入の補助 [p.76]
- Ⅲ-4. 助手によるケーブル着脱の補助 [p.78]
- Ⅲ-5. フットペダルによる灌流液のフラッシュ [p.78]

Ⅴ.手術の実際

- Ⅴ-1. 尿管鏡の挿入（尿管口からU3結石まで），safety GWあり [p.96]
- Ⅴ-2. レーザー破砕(1) [p.98]
- Ⅴ-3. レーザー破砕(2) [p.98]
- Ⅴ-4. レーザー破砕(3) [p.98]
- Ⅴ-5. 内視鏡の中にバスケットとGWを併用 [p.99]
- Ⅴ-6. セイフティGW＋内視鏡の中にバスケットのみ [p.99]
- Ⅴ-7. direct insertion [p.102]
- Ⅴ-8. 上部尿管結石破砕：軟性鏡(1) [p.114]
- Ⅴ-9. 尿部尿管結石破砕：軟性鏡(2) [p.115]
- Ⅴ-10. 結石の意図的pushup [p.115]
- Ⅴ-11. バスケットによる摘出(1) [p.115]
- Ⅴ-12. バスケットによる摘出(2) [p.115]
- Ⅴ-13. バスケットによる摘出(3) [p.115]
- Ⅴ-14. 破砕結石の可及的摘出 [p.115]
- Ⅴ-15. 腎盂結石の観察 [p.117]
- Ⅴ-16. 尿管アクセスシースの上腎杯挿入破砕 [p.118]
- Ⅴ-17. 腎盂の固定破砕(1) [p.119]
- Ⅴ-18. 腎盂の固定破砕(2) [p.119]
- Ⅴ-19. 腎盂の固定破砕(3) [p.119]
- Ⅴ-20. 腎結石の摘出(1) [p.119]
- Ⅴ-21. 腎結石の摘出(2) [p.119]
- Ⅴ-22. 腎結石の摘出(3) [p.119]
- Ⅴ-23. 腎結石の摘出(4) [p.119]
- Ⅴ-24. N-Compass®による結石摘出 [p.120]
- Ⅴ-25. 小さな結石の摘出 [p.120]
- Ⅴ-26. 尿管カテーテルによる洗浄 [p.120]
- Ⅴ-27. 腎杯内の尿管アクセスシース下フラッシュ [p.121]
- Ⅴ-28. 吸引によるsmall fragmentの摘出 [p.121]
- Ⅴ-29. 下腎杯結石のレーザー破砕 [p.126]
- Ⅴ-30. 下腎杯の観察 [p.126]
- Ⅴ-31. 下腎杯結石の摘出 [p.126]
- Ⅴ-32. 尿管鏡狭窄の硬性鏡所見 [p.145]
- Ⅴ-33. 嵌頓結石 [p.146]
- Ⅴ-34. 嵌頓結石のレーザー破砕 [p.146]
- Ⅴ-35. 軟性鏡逆手方法 [p.150]
- Ⅴ-36. 軟性鏡逆手内視鏡画面 [p.150]
- Ⅴ-37. 軟性鏡バスケット摘出 [p.153]
- Ⅴ-38. 結石の持ち直し [p.153]
- Ⅴ-39. バスケットを切断せず結石のみ破砕 [p.154]
- Ⅴ-40. バスケット切断後の結石破砕 [p.155]
- Ⅴ-41. ガイドワイヤーのエクストラ抜去 [p.156]
- Ⅴ-42. 尿管アクセスシースの尿管穿孔(1) [p.156]
- Ⅴ-43. 尿管アクセスシースの尿管穿孔(2) [p.156]
- Ⅴ-44. ガイドワイヤー挿入尿管観察 [p.157]

Ⅸ.軟性尿管鏡の応用

- Ⅸ-1. 腫瘍の観察(1) [p.175]
- Ⅸ-2. 腫瘍の観察(2) [p.175]
- Ⅸ-3. 腫瘍の生検 [p.175]
- Ⅸ-4. 腫瘍のレーザー焼灼 [p.175]

I TULの適応と治療方針

- 尿路結石の治療におけるTULの適応については，時代とともに変化してきている。これは器機の進歩によることが大きい。また，今後ESWLやPNLとの適応に変化が起きるかもしれない。
- 名称についてはわが国ではTUL，f-TULとよんでいるが，2015年EAUガイドラインではURS（ureteroscopy）と記載され，特に腎結石におけるf-TULをf-URSまたはRIRS（retrograde intrarenal surgery）と記載している。
- 2015年現在でのTULの適応は尿路結石症診療ガイドライン第2版（2013年）によると，
  ① 腎結石では10〜20mmの下腎杯結石と10〜15mmの下腎杯以外の腎結石にf-TULの適応がある。
  ② 尿管結石では10mm以上の下部尿管結石にTULのみが第1選択であり，10mm以上の上部尿管結石とすべての中部尿管結石，10mm未満の下部尿管結石にはESWLとともに治療適応とされている。

以下に治療方針を示す。

TUL
transurethral ureterolithotripsy
経尿道的尿管砕石術

ESWL
extracorporeal shock wave lithotripsy
体外衝撃波結石破砕術

PNL
percutaneous nephrolithotripsy
経皮的腎砕石術，経皮的尿管砕石術

f-TUL
flexible TUL
軟性鏡によるTUL

EAU
European Association of Urology
欧州泌尿器科学会

尿管結石の治療方針

上部尿管結石

- わが国のガイドラインでは 図1 に示すように，長径10mm以上の結石ではTULまたはESWLが第1選択である。
- 長径10mm未満の結石にはESWLが第1選択である。TULも選択肢となる。
- EAUのガイドライン（2014年）では，尿管結石に対するESWLとTULのSFRのメタ解析結果を提示している 表1。
- 上部尿路結石全体のSFRは，ESWLとTULに差はない。しかし長径10mm未満の結石ではESWLのほうがTULより治療成績がよく，一方長径10mm以上の結石ではTULのほうがESWLより治療成績がよい。
- TULのSFRは結石の大きさに左右されないが，ESWLの治療成績は結石が大きくなるとわるくなる。
- また15mm以上の嵌頓結石はPNLも選択肢である。

SFR
stone-free rate
完全排石率

中部尿管結石

- TULまたはESWLを第1選択とする。

■ 下部尿管結石

- 長径10mm以上の結石では，TULが第1選択である。ESWLも選択肢となる。長径10mm未満の結石にはTULまたはESWLが第1選択である。
- 2014年EAUガイドラインでも同様の治療方針である 表2 。

図1 尿管結石の治療方針のアルゴリズム

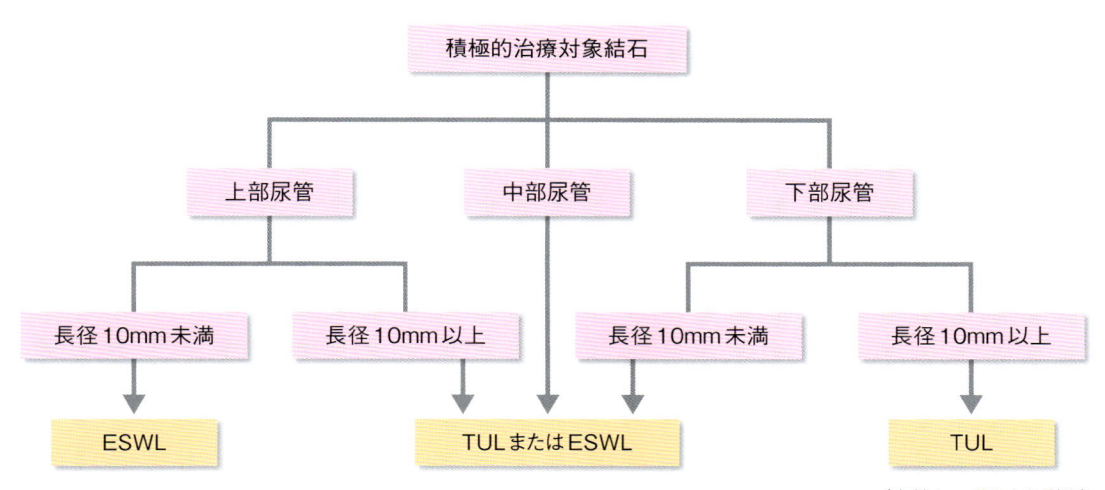

```
                     積極的治療対象結石
        ┌──────────────┼──────────────┐
      上部尿管          中部尿管          下部尿管
      ┌───┴───┐                      ┌───┴───┐
   <10mm   ≥10mm                   <10mm   ≥10mm
     ↓       ↓         ↓             ↓       ↓
   ESWL   TULまたはESWL              TUL
```

(文献1, p.30より引用)

表1 尿管結石に対するESWLとTULのSFRのメタ解析結果

stone location and size	SWL No. of patients	SWL SFR/95% CI	URS No. of patients	URS SFR/95% CI
distal ureter	7,217	74%(73〜75)	10,372	93%(93〜94)
≦10mm	1,684	86%(80〜91)	2,013	97%(96〜98)
>10mm	966	74%(57〜87)	668	93%(91〜95)
mid ureter	1,697	73%(71〜75)	1,140	87%(85〜89)
≦10mm	44	84%(65〜95)	116	93%(88〜98)
>10mm	15	76%(36〜97)	110	79%(71〜87)
proximal ureter	6,682	82%(81〜83)	2,448	82%(81〜84)
≦10mm	967	89%(87〜91)	318	84%(80〜88)
>10mm	481	70%(66〜74)	338	81%(77〜85)

(文献2, p.50より引用)

表2 尿管結石の治療方針（EAUガイドライン）

stone location and size	first choice	second choice
proximal ureter ＜10mm	SWL	URS
proximal ureter ＞10mm	URS(retrograde or antegrade) or SWL	
distal ureter ＜10mm	URS or SWL	
distal ureter ＞10mm	URS	SWL

（文献2, p.51より引用）

図2 腎結石の治療方針のアルゴリズム

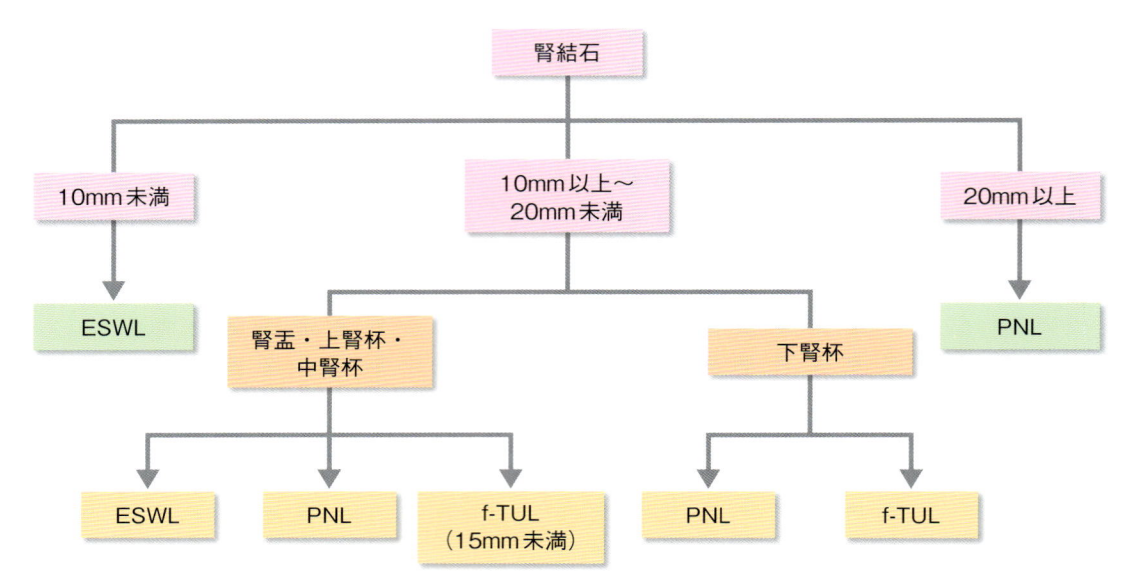

```
                        腎結石
         ┌────────────────┼────────────────┐
    10mm未満        10mm以上～         20mm以上
         │          20mm未満              │
         ▼        ┌────┴────┐             ▼
       ESWL   腎盂・上腎杯・   下腎杯        PNL
              中腎杯
              ┌──┼──┐      ┌──┴──┐
            ESWL PNL f-TUL   PNL  f-TUL
                    （15mm未満）
```

（文献1, p.33より引用）

腎結石の治療方針

- わが国のガイドラインでは，図2のように結石の大きさと下腎杯の結石の有無で分類している。

■10mm未満の腎結石

- 結石の位置によらず，ESWLが広く適応される。また結石や患者の状況に応じてf-TULやPNLも適応となる。

■10mm以上20mm未満の腎結石

- 腎盂，上腎杯，中腎杯の結石では，ESWL，TUL，PNLのいずれも適応である。ただし15mm以上の結石はf-TUL単独ではSFRが低下するため，ESWLやPNLの併用も考慮する。

- 下腎杯結石では，条件（腎盂腎杯の形状）に応じてf-TULやPNLを優先させる。その条件は，
  ①腎盂と腎杯頸部の角度が急峻である
  ②下腎杯が長い（10mm以上）
  ③腎杯頸部が狭い（5mm未満）
  である 表3 。

20mm以上の腎結石

- ESWLやf-TULによる単独治療ではSFRが低下するため，PNLが優先される。結石や患者の状況に応じてESWLやf-TULを適応することも可能である。
- 2014年のEAUガイドラインでわが国と異なる点は，10mm未満の結石でTULが第1選択になっている点である 図3, 4 。

表3 下腎杯結石でのf-TUL，PNLの優先条件

factors that make SWL less likely
shockwave-resistant stones (calcium oxalate monohydrate, brushite, or cystine).
steep infundibular-pelvic angle.
long lower pole calyx (>10mm).
narrow infundibulum (<5mm).

（文献2, p.47より引用）

図3 EAUガイドラインの腎結石の治療方針（1）（10～20mmの下腎杯結石を除く）

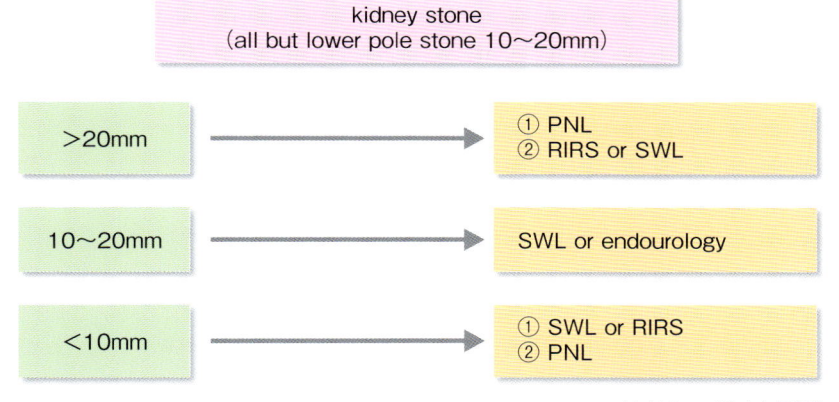

kidney stone
（all but lower pole stone 10～20mm）

- \>20mm → ① PNL ② RIRS or SWL
- 10～20mm → SWL or endourology
- <10mm → ① SWL or RIRS ② PNL

RIRS
retrograde intrarenal surgery
逆行性腎臓内手術
（＝TUL）

（文献2, p.48より引用）

図4 EAUガイドラインの腎結石の治療方針（2）（10〜20mmの下腎杯結石）

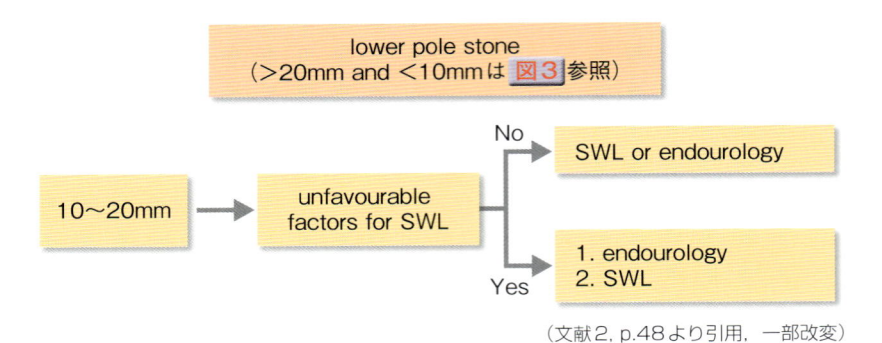

```
           lower pole stone
       (>20mm and <10mmは 図3 参照)

                        No → SWL or endourology
10〜20mm → unfavourable
           factors for SWL
                        Yes → 1. endourology
                              2. SWL
```

（文献2, p.48より引用，一部改変）

サンゴ状結石の治療方針

■患者側の因子

- サンゴ状結石を無治療で経過観察をした場合，多くは腎機能低下や敗血症をまねくため，積極的な治療を行うことが望ましい（推奨グレードC1）。2005年のAUAのガイドラインでは，PNLが第1選択として推奨されている。
- わが国のガイドラインでは 図5 のようにPNLを第1選択としているが，小さなサンゴ状結石ではESWL，f-TULも選択肢となる。すなわち，条件が示すように，結石が比較的小さく，SSAが500mm²以下，水腎症がないか，あっても軽度である症例，CT値が900HU以下でSSDが9cm以下の症例ではESWLを選択してよい。
- f-TULの熟練者では20mm以上の腎結石において，30mm以下のものではPNLと遜色ない治療効果が得られるとの報告もあり，f-TULも選択肢となる。またf-TULが有効な結石を25mm以下とする報告もある。

■非患者側の因子

- TULの適応は患者側の因子だけではなく，非患者因子の要素も検討が必要である。
- 非患者因子として術者の経験と治療施設の年間症例数がある。
- 術者のlearning curveはTULでの報告はないが，PNLでは40〜60例との報告があり，TULでも同様の症例数が必要であるとも思われる[3〜5]。
- 施設の年間手術症例数については，わが国のDPCデータベース解析の報告がある。当該施設の年間TUL件数が少ないほど重篤な合併症が多く発生するとされている（年間39例以上 VS 年間15例以下）[6]。

AUA
American Urological Association
米国泌尿器科学会

SSA
stone surface area
結石表面積

SSD
skin-to-stone distance
皮膚-結石間距離

DPC
Diagnosis Procedure Combination
診断群分類

- 以上から，患者因子，非患者因子を含めてTULの適応を検討する必要があり，自分の技量および施設などの環境も含めて検討していくことが大切である。

図5 サンゴ状結石の治療方針のアルゴリズム

a) ①結石が比較的小さく，SSAが500mm^{2}以下である。水腎症がないか，あっても軽度である。
　②CT値が900HU以下でSSDが9cm以下である。
b) 結石が比較的小さく，30mm以下である。
c) 結石がきわめて大きいか，高度水腎症または解剖学的異常腎である。

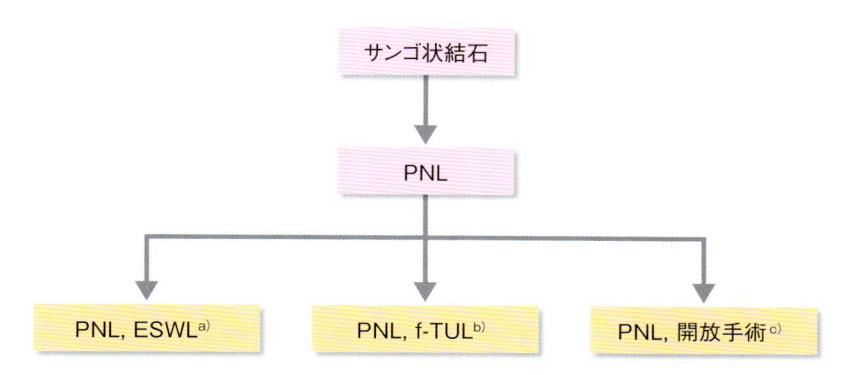

```
          サンゴ状結石
              ↓
             PNL
       ┌──────┼──────┐
   PNL, ESWL[a]  PNL, f-TUL[b]  PNL, 開放手術[c]
```

（文献1, p.35より引用，一部改変）

文献

1) 尿路結石症診療ガイドライン2013年版．日本泌尿器科学会，日本泌尿器内視鏡学会，日本尿路結石症学会編．金原出版．2013.
2) Guidelines on Urolithiasis(limited update April 2015). European Association of Urology, ed. 2015.
3) Ziaee SA, Sichani MM, et al: Evaluation of the learning curve for percutaneous nephrolithotomy. Urol J, 2010; 7(4): 226-31.
4) Tanriverdi O, Boylu U, et al: The learning curve in the training of percutaneous nephrolithotomy. Eur Urol, 2007; 52(1): 206-11.
5) de la Rosette JJ, Laguna MP, et al: Training in percutaneous nephrolithotomy--a critical review. Eur Urol, 2008; 54(5): 994-1001.
6) Sugihara T, Yasunaga H, et al: A nomogram predicting severe adverse events after ureteroscopic lithotripsy: 12 372 patients in a Japanese national series. BJU Int, 2013; 111(3): 459-66.

II TULの機器と使用方法

使用機器と基本的使用法

- 使用する機器は主に内視鏡（硬性尿管鏡，軟性尿管鏡，処置用膀胱鏡），破砕装置（レーザーやリトクラスト®），バスケットカテーテル，尿管アクセスシース，尿管ステント，ガイドワイヤーである 表1 。
- そのほか内視鏡モニターや透視用のCアームなど泌尿器科の内視鏡手術に使用するものと同様のものを使用する（硬性尿管鏡，軟性尿管鏡については他項を参照）。

処置用膀胱鏡

- 通常のRPなど尿管カテーテルや尿管ステントを用いた処置が行える膀胱鏡が必要である。
- 処置用のチャンネルには6～8Frのカテーテル類が通過できる径が必要である。

RP
retrograde pyelography
逆行性腎盂造影法

ガイドワイヤー

ガイドワイヤーの特徴と種類

- 使用するガイドワイヤーは次の特徴から使い分ける。
①親水性コーティングの有無とその長さ
②シャフトの硬さ
③視認性
④表面の性状
⑤太さ
- 術者の好みで選択すればよいが，当院ではトルネード®ガイドワイヤーを使用している 図1 。
- 先端の4cmは屈曲性が高く，約7cmに親水性コーティングがなされており，適度に先端に力がかかるようになっている。表面の白黒のゼブラ模様は視認性が高く，術中にガイドワイヤーが抜けてきたり，押し込まれていることを画面上で確認できるのが利点である。

表1 尿路結石の器械の使い分け

	下部尿管(U3)	中部尿管(U2)	上部尿管(U1)	腎(R2)
内視鏡	硬性鏡	硬(ときに軟)	軟(ときに硬)	軟性鏡
尿管アクセスシース	−	−(ときに◯)	◯(ときに−)	＋
破砕レーザー	◯	◯	◯	◯
破砕リトクラスト®	◯	◯	−(ときに＋)	−
バスケット	◯	◯	◯	◯

図1 トルネード®ガイドワイヤー

遠位端：親水性，柔軟性あり。本体：ナイチノール，PTFEコーティング

先端4cm，柔軟性あり　　ナイチノール　　PTFEコーティング
遠位端7cm，親水性　　150cm

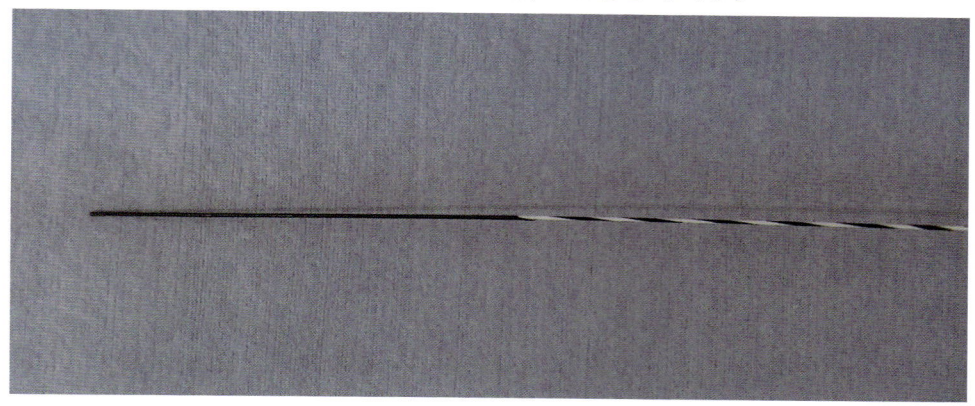

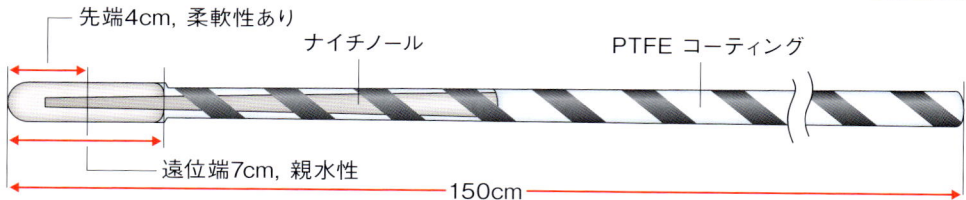

- 全長にわたって親水性で，シャフトが柔らかいラジフォーカス®も結石陥頓部で使用することがある。しかしラジフォーカス®は内視鏡下操作や手指で把持中に滑って抜けてきてしまう可能性があり，モスキートなどの鉗子で把持するなどの注意が必要である。
- アングル型の場合は，把持することで先端の向きを変えて挿入することが可能となる。
- 全長にわたり親水性コーティングをもち，シャフトが硬くなっているジップ(ZIP)®ワイヤーも先端部の屈曲性が高く，トルクの伝達性が高いため有用である。
- ガイドワイヤー(製品)の詳細を 表2 にまとめた。

表2 ガイドワイヤーの種類と特徴

メーカー	製品名	サイズ(インチ)
Cook Japan	ハイワイヤー　スタンダード	0.025/0.035/0.038
	ハイワイヤー　スティッフ	0.025/0.035/0.038
	ロードランナー　スタンダード	0.035/0.038
	ロードランナー　スティッフ	0.035/0.038
	テフロンコーティングアンプラッツスティッフガイドワイヤー	0.038
	テフロンコーティングアンプラッツエキストラスティッフガイドワイヤー	0.038
	フィックスドコアガイドワイヤー スタンダード	0.028
		0.035
		0.038
	フィックスドコアガイドワイヤー ヘビーデューティー	0.035
	フィックスドコアガイドワイヤー ベンソン	0.035
		0.038
(株)グッドテック	尿管ステント	0.035
	ウロテラルステント	0.035
クリエートメディック(株)	バイオマリナーⅡ	0.032, 0.035, 0.038
コロプラスト(株)	シャイロガイドワイヤー	0.035
タカイ医科工業(株)	ゼウス	0.035
バイオラックスメディカルデバイス(販売元：タカイ医科工業)	バイオラックス親水性ガイドワイヤーLZ(トルネード)	0.035, 0.038
		0.035, 0.038
ボストン・サイエンティフィックジャパン(株)	ジップワイヤー	0.035, 0.038
	センサー ガイドワイヤー	0.035, 0.038
	スタンダード ガイドワイヤー	0.035, 0.038
	ゼブラ ガイドワイヤー	0.025, 0.032, 0.035, 0.038
(株)メディコン	バイオラックス親水性ガイドワイヤーLZ(バンビュート)	0.025, 0.032, 0.035, 0.038
	バイオラックス親水性ガイドワイヤーLZ(エンドアクセス)	0.035

チップ	コーティング	備考	材質
ストレート，アングル	親水性コーティング	先端フレキシブル部3cm	ナイチノール
ストレート，アングル	親水性コーティング	先端フレキシブル3cm/7cm	ナイチノール
		先端フレキシブル8cm/16cm	
ストレート	テフロンコーティング	先端フレキシブル部8cm	ステンレス
ストレート	テフロンコーティング	先端フレキシブル部8cm	ステンレス
ストレート	親水性コーティング	先端フレキシブル部3cm	
ストレート	テフロンコーティング	先端フレキシブル部3cm	
	親水性コーティング	先端フレキシブル部3cm	
ストレート	テフロンコーティング	先端フレキシブル部3cm	ステンレス
		先端フレキシブル部8cm	
ストレート	なし	先端フレキシブル部1cm	
		先端フレキシブル部3cm	
ストレート	親水性コーティング	先端フレキシブル部3cm	
ストレート	テフロンコーティング	先端フレキシブル部3cm	ステンレス
ストレート	テフロンコーティング	先端フレキシブル部15cm	ステンレス
	テフロンコーティング	先端フレキシブル部15cm	
ストレート	テフロンコーティング		
ストレート	親水性コーティング		
ストレート，アングル	親水性コーティング	優れた剛性を有するハードタイプをラインナップに追加	樹脂被覆：ポリウレタン(造影性有り) 内芯：Ｎｉ－Ｔｉ合金 親水性コーティング：ポリ(メチルビニルエーテル/無水マレイン酸)共重合体
ストレート	ＰＴＦＥコーティング(先端以外)，親水性コーティング(先端部)		
ストレート，アングル	親水性コーティング	先端フレキシブル部10cm，全長親水性コーティング	
ストレート	親水性コーティング	先端コーティング部7cm	
アングル	親水性コーティング	先端コーティング部7cm	
ストレート，アングル	親水性コーティング		
ストレート，アングル	親水性コーティング(先端部)，ＰＴＦＥコーティング(先端以外)	先端柔軟長3cm，親水性コーティング長5cm	コアワイヤー：ナイチノール
ストレート，Ｊ	ＰＴＦＥコーティング		コアワイヤー：ステンレス
ストレート，アングル	ＰＴＦＥ，シリコーンコーティング		コアワイヤー：ナイチノール
ストレート，アングル	親水性コーティング	先端柔軟長4cm	コアワイヤー：ナイチノール
ストレート，アングル	親水性コーティング＋ピッチコントロールＰＴＦＥコート	先端柔軟長4cm，親水性コーティング長7cm	

■ ガイドワイヤー操作時の注意点

- ガイドワイヤー操作は，①盲目的操作，②内視鏡下での操作，の2種類があり，尿路を確保することがその目的である．
- 盲目的操作をする場合，結石陥頓部や上腎杯などではガイドワイヤーは腎盂や尿管粘膜下を容易に貫通するため，必ず透視を併用し，造影画像で確認する．造影画像で確認できない場合は，ガイドワイヤーが尿路外を走行している可能性を常に念頭に置く必要がある．
- 内視鏡下で操作する場合は画面上で確認しながらガイドワイヤーを挿入できるため安全性が高いが，盲目的操作と同様に尿路外である可能性を考えておく．またガイドワイヤー先端による損傷が起きないように注意する．

尿管カテーテル

- 5Frまたは6Frのもので1cmの目盛のあるものを用いる．ややコシのある硬めのものが有用である．当院ではタイガーテイル®カテーテルを使用している 図2a．
- 使用法は，
① TUL開始時に膀胱鏡下でガイドワイヤーを腎盂，尿管内に留置するために使用する．
② 尿管結石が陥頓している場合にガイドワイヤーの支えにする．
③ 手術終了時に尿管ステントを留置する際に尿管長の測定を行う．これは尿管ステントの長さを決定するためであり，1cm刻みの目盛があるカテーテルを使用する．
④ TUL終了時に尿管ステントを留置しない場合（ステントレスTUL）に使用する．尿管カテーテルを尿道バルーンカテーテルとともに一晩留置し，翌日一緒に抜去する 図2b．

尿管アクセスシース（UAS）

- 結石までのアクセスを容易にする重要なデバイスであり，flexible TUL（f-TUL）を施行するためには必須のものである 図3．

UAS
ureteral access sheath

■ 尿管アクセスシースの長所と短所

長所
- 尿管アクセスシースの長所は，
① 直接体外から腎盂や尿管の結石に到達できる
② 腎盂内圧を低圧に保って灌流を行うことができる
③ 内視鏡の視野を良好にする

図2 尿管カテーテル

a：タイガーテイル®カテーテル

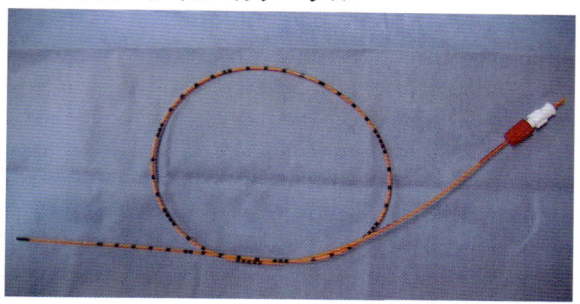

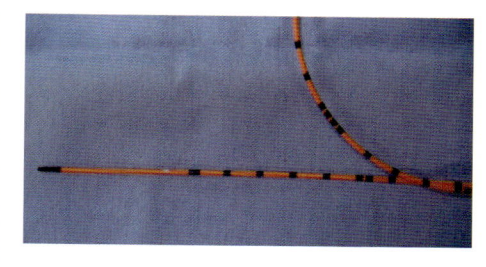

b：尿管カテーテルと尿道バルーンカテーテル

尿道バルーンカテーテル　　尿管カテーテル

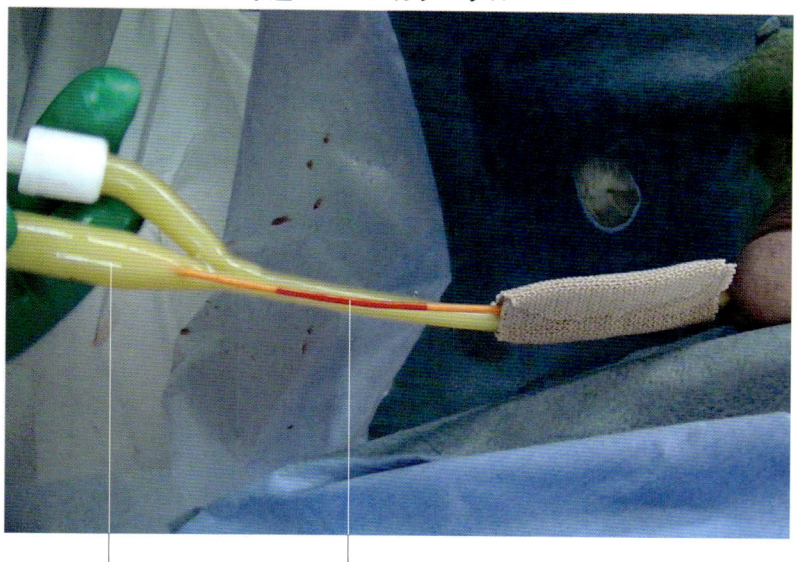

図3 尿管アクセスシース

a：尿管アクセスシースの挿入口　　b：尿管アクセスシースの先端

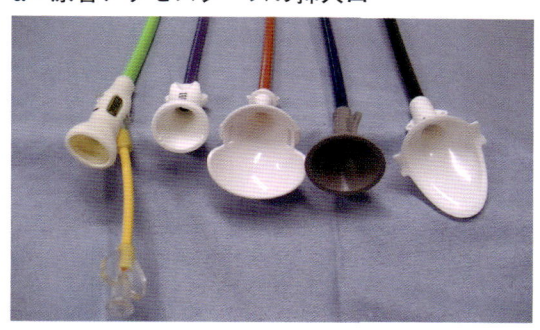

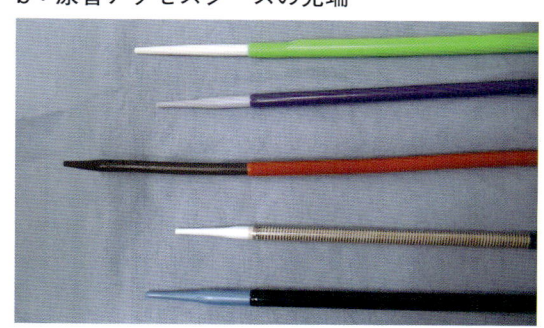

Ⅱ TULの機器と使用方法・使用機器と基本的使用法

④術後の尿路感染を減少させる
⑤内視鏡を繰り返し出し入れができる
　などである。

短所
- 尿管アクセスシースの短所は,
①尿管アクセスシース挿入時の尿管損傷のリスクである。挿入時は透視装置を用いて持続的に観察しながらの挿入が必要である。TULのブラインド操作のなかで一番トラブルの起きやすい操作である。重度の尿管損傷では緊急開腹術や腎瘻造設が必要な場合もある。
②尿管アクセスシースによる術中の尿管粘膜の虚血性変化により,晩期合併症として尿管狭窄となる可能性も考えておかなければならない。

尿管アクセスシースの種類と選択

- 尿管アクセスシースは 表3 に示すように多くの種類があり,近年保険償還が可能となった。
- メーカーによる違いは内径,外径のほかにシャフトの硬さがあり,それぞれ特徴がある。
- シャフトが硬いと"チカラ"が伝わりやすいため挿入は容易になるが,逆に尿管損傷の原因になる。
- 第2～4腰椎までの高さまで挿入する場合は35～36cmのものを選択するため,ある程度シャフトが硬くても問題ない。
- UPJや腎盂,腎杯内までUASを挿入する場合は45～46cmを選択するが,先端が硬いと尿管損傷を起こす可能性があるため,軟らかいシースが適する。

UPJ
ureteropelvic junction
尿管腎盂移行部

表3 尿管アクセスシースの種類

	内/外径(Fr)	長さ(cm)	特徴
フレクサー(COOK)	9.5/11.5 12/14 14/16	20, 28, 35, 55	
フレクサーDL(COOK)	9.5+3/記載なし 12+3/記載なし	13, 20, 28, 35, 45, 55	ダブルルーメン
ナビゲーター (Boston Scientific)	11/13 12/14 13/15	28, 36, 46	
アクアガイド(BARD)	10/14 11/15	35, 45	ダブルルーメン
ウロパス(Olympus)	12/14	24, 38, 54	
リトレース(ポルジェス)	10/12 12/14	35, 45	

尿管アクセスシースのサイズの決定

シースの径
- 尿管アクセスシースの径の選択はTUL開始時の硬性尿管鏡の所見で決定する。表4の所見が目安となる。
- 術前に尿管ステントが留置されている（プレステント）場合には，より太いシースの留置が可能となる。当院では太いシースを留置するためのプレステントには8Frを使用している。
- 内視鏡所見が最優先であるが，おおよその目安は表5の通りである。

シースの長さ
- 尿管アクセスシースの長さの選択は，結石の位置と体格，性別により決定する。あらかじめKUBやCTなどで確認しておく。
- 硬性尿管鏡でもおおまかな長さの予想ができるため，硬性尿管鏡の有効長（内視鏡の挿入できる部分）を確認しておく。硬性尿管鏡が結石に到達可能であれば，35〜36cmまたはそれ以下の尿管アクセスシースで十分である。
- 下部尿管結石では尿管アクセスシースを使用することは少なく，中部尿管結石では28〜36cmを，上部尿管結石では35〜36cmを選択する。腎結石においては女性で35〜36cm，男性で45〜46cmを選択することが多い。
- 36cm以下の尿管アクセスシースの場合は，尿管アクセスシースの内径サイズによるが，硬性尿管鏡が使用できる場合もある。

KUB
kidney ureter bladder
腎尿管膀胱部単純撮影（腹部単純撮影）

表4 尿管鏡所見によるアクセスシースの外径の目安

尿管アクセスシースの外径	硬性尿管鏡の所見
15〜16Fr	抵抗なくスムーズな挿入が可能
12〜14Fr	挿入時にわずかに抵抗を感じる
シースレス	尿管口を通過できるが，抵抗あり

表5 術前の尿管ステントの直径によるアクセスシースの外径の目安

術前の尿管ステントの直径	尿管アクセスシースの外径
なし	11.5〜13Fr
6Fr	13〜15Fr
8Fr	14〜16Fr

尿管アクセスシースの挿入法

①硬性尿管鏡下にガイドワイヤーを留置する。このとき透視下でガイドワイヤーの先端を確認しておく（慣れない場合はガイドワイヤー挿入前に造影をしておくとよい）。ガイドワイヤーの挿入は腸骨からUPJの高さで十分である。深く挿入すると下記の④の操作で腎盂内の出血の原因となる。

②ガイドワイヤーを残して，尿管鏡を抜去する。このときガイドワイヤーが抜けないようにオイフに固定しておく。

③尿管アクセスシースを開封し，生理食塩水で表面を十分に濡らして，親水性コーティングが有効であることを確認する。

④ガイドワイヤーに尿管アクセスシースを被せ，透視下でゆっくりと挿入する 図4 。このときにガイドワイヤーは前後に動かさずに固定した状態でシースのみを進め，一緒に挿入してはいけない。ガイドワイヤーが深く入ると腎盂粘膜を損傷して出血を起こし，腎盂内での操作を行う際に出血で視野が不良となり，内視鏡操作に支障をきたす。また尿管アクセスシースを回転させながら挿入しないようにする。

男性と女性では尿道の長さと走行の違いにより，挿入する角度が異なるため注意する。挿入は尿管の解剖学的走行を念頭に置き行う。特に下部尿管のカーブと中部尿管での腸骨動脈との交差部に注意する。

Web動画 Ⅱ-1
尿管アクセスシースの挿入

図4 尿管アクセスシースの挿入

a：尿管アクセスシースは透視下でゆっくり挿入する。

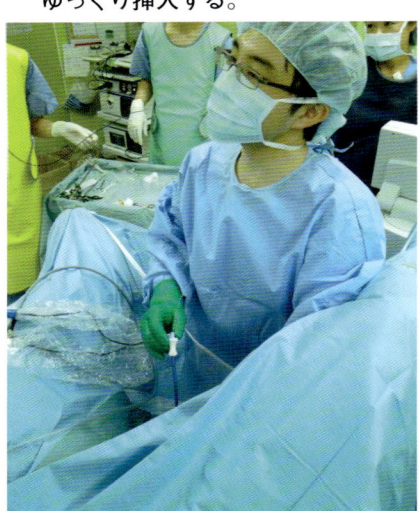

b：尿管アクセスシースのX線画面

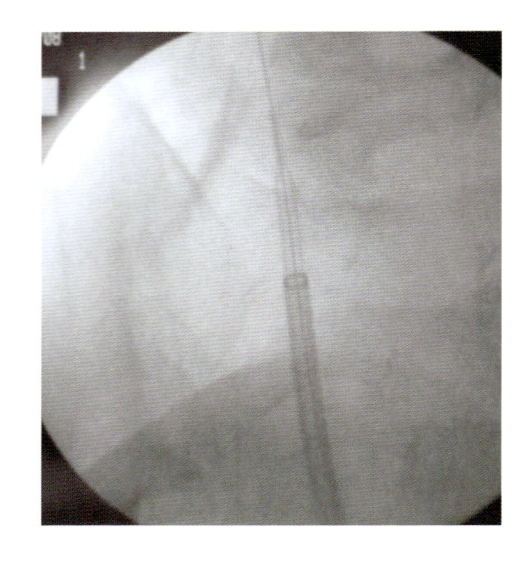

⑤尿管アクセスシースの挿入時に抵抗がなければ結石の近くまでシース先端を挿入するが，抵抗がある場合は無理をしないことが重要である．強引なシースの挿入は尿管損傷を引き起こす可能性がある．この場合はガイドワイヤーを残し，いったん尿管アクセスシースをすべて抜去し，シースの内筒のみを挿入し，拡張を試みる．内筒のみでも抵抗がある場合は尿管ステントを留置し，後日TULを施行する．このときの尿管ステントの太さは6Frまたは8Frを使用する．当院では可能であれば8Frを留置しており，次回の手術では太い径の尿管アクセスシースを挿入できることが多い．

⑥尿管アクセスシースの先端をどこまで挿入するかについては，35～36cmのシースを挿入する場合で硬性鏡を使用する可能性がある場合には，結石直下まで挿入する．

45～46cmのシースの場合には軟性鏡を使用するため，軟性鏡の屈曲部を考慮し，結石の5～8cm手前までの挿入とする．

⑦尿管アクセスシース挿入後は，内筒とガイドワイヤーを抜去し，絹糸でシースの外筒をオイフに固定する．多くのシースは外筒にサイドホールがあるため，これを利用する．これは繰り返し内視鏡を出し入れする際にシースが徐々に抜けてきてしまうことを防ぐためである 図5 。

⑧シース挿入後はX線画面でシースの位置を確認しておくとよい．操作中にシースが抜けた場合の指標になる．

図5 尿管アクセスシースの固定

絹糸でシースの外筒をオイフに固定する．

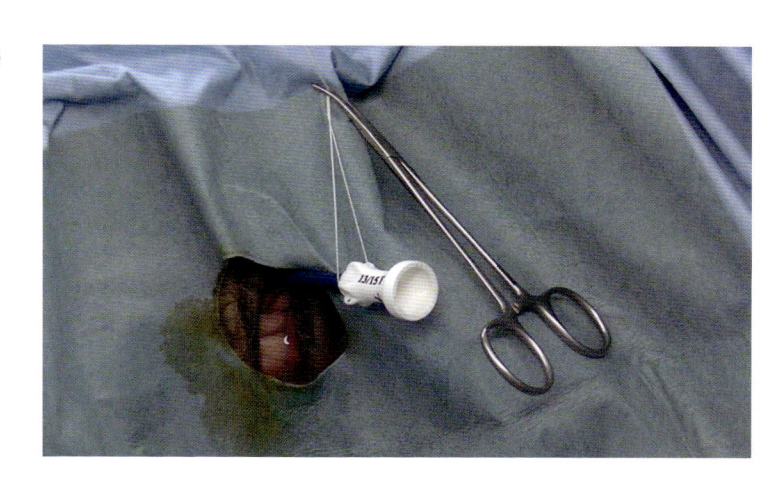

⑨また尿管アクセスシースの先端の位置は，灌流の状態によって術中に変更する必要がある．灌流の状態が良好な場合には，腎盂が虚脱し，内視鏡のオリエンテーションが難しくなり，バスケット操作も難しくなる．また水流があると結石が移動するため把持が難しくなる．この場合には尿管アクセスシースを引き抜き，ある程度の水腎症をつくったほうが摘出操作はしやすくなる．逆にレーザー破砕の場合には，灌流が良好なほうがstone powderが排出されるため，視野がとりやすくなる場合が多い．このように破砕時と摘出時で尿管アクセスシースの位置を変えると操作が容易になる．そして術者の熟練度が高くなると，尿管アクセスシースを深く挿入しても，狭い腎盂での破砕摘出が可能となる．この場合腎盂内圧も上昇しないため，合併症のリスクも低下する．

> Web動画 Ⅱ-2
> 灌流中の内視鏡画像：広い腎盂

> Web動画 Ⅱ-3
> 灌流中の内視鏡画像：虚脱腎盂

破砕機器

破砕機器の種類

- ホルミウムヤグレーザー（Ho-YAG），LithoClast® 2（リトクラスト® 2），電気水圧破砕装置（EHL），超音波砕石装置がある．
- 以前はリトクラスト®の使用が多かったが，最近は良好な治療成績で合併症頻度が低いこと，軟性鏡と硬性鏡で使用可能なことからレーザーが普及しつつあり，第一選択となっている 表6 。
- リトクラスト®の利点は廉価で，砕石力が高く，組織障害性が少ないことである．
- レーザーは軟性尿管鏡でも使用することが可能で，強力な破砕利力をもつが，本体の価格が高く，経済性が低いことが欠点である．

> EHL
> electrohydraulic lithotripsy

ホルミウムヤグレーザー（Ho-YAG）

Ho-YAGの特徴

- 現在の尿管鏡における結石破砕の中心的役割を果たしている．
- 軟性尿管鏡でも使用可能であることが最大の利点であり，この機器の登場により軟性尿管鏡を用いた f -TUL が可能となった 図6 。
- 表6 に示すように機器本体が高価であること，また電源が通常の器械と異なり，200V以上が必要であるのがデメリットである．
- 現在2社から市販されている．30Wと100Wがあり，通常の結石治療ではhigh powerは必要ないため，30Wで十分であるが，100Wの器械では低出力によるdustingや高出力によるfragmentationが可能であり，いろいろな結石破砕のパターンが選択可能である 表7 。
- ファイバーの種類は200μm，365μm，550μm，1,000μmが利用可能である．

表6 砕石装置の種類と特性

	砕石力	屈曲性	細径化	組織障害性	経済性	プローブ径	備考
リトクラスト®	◎	△〜×	△	◎	○	0.8〜2mm	結石が上昇しやすい
レーザー	◎	◎	◎	○〜△	×	200〜1,000μm	破砕片が小さい
超音波	◎〜○	△〜×	△	△	○	1〜5mm	受注生産
EHL	◎	◎	○	×	○	1.6〜9Fr	製造中止

図6 Ho-YAGレーザー

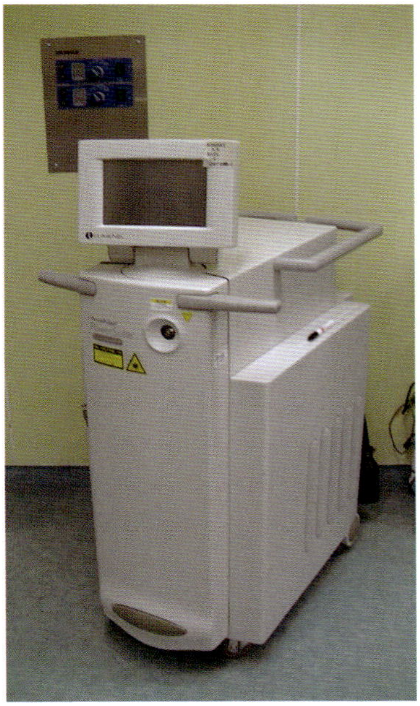

表7 レーザーの種類

	販売名	出力(W)	エネルギー(J)	レート(Hz)
ルミナス	Versa Pulse select30W	30	0.5〜2.8	5〜25
ルミナス	Versa Pulse Power Suit	100	0.2〜3.5	5〜50
タカイ医科	Odyssey	30	0.4〜3.0	5〜20
ドルニエ	Medilas H Solvo	30	0.2〜3.5	3〜20

Ⅱ TULの機器と使用方法・使用機器と基本的使用法

- 使用する内視鏡によりレーザーファイバーの径を選択する．硬性尿管鏡では365μm，550μmを使用し，軟性尿管鏡では200μm，365μmを使用する．
- 軟性尿管鏡ではレーザーファイバーを挿入すると内視鏡の屈曲角度が低下する 図7 ．より細い径のファイバーのほうが，軟性尿管鏡の屈曲を妨げないため有用である．しかしレーザーファイバーの断面積が小さいため，砕石効率が低くなる可能性がある．またレーザーファイバーの実際の径はレーザーファイバーの名称と異なる場合もあるため注意が必要である．
- シングルユースとリユーザブルのファイバーがある．リユーザブルのファイバーは使用後必ずインスペクションスコープを用いてレーザーの断線を確認する必要がある 図8 ．

図7 レーザーファイバーの屈曲

a：270°屈曲（ファイバーなし）　　　b：240°屈曲（ファイバーあり）

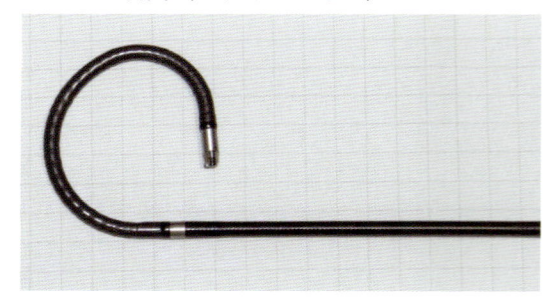

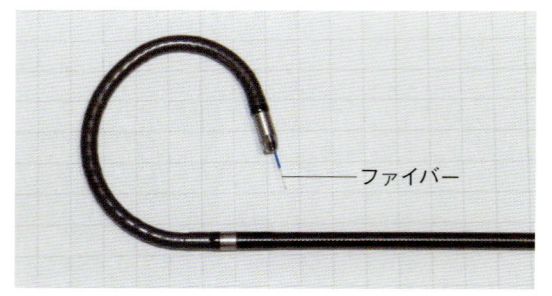

ファイバー

図8 インスペクションスコープ
レーザーファイバーを装着し，先端を照明に向け，スコープ内を観察する．

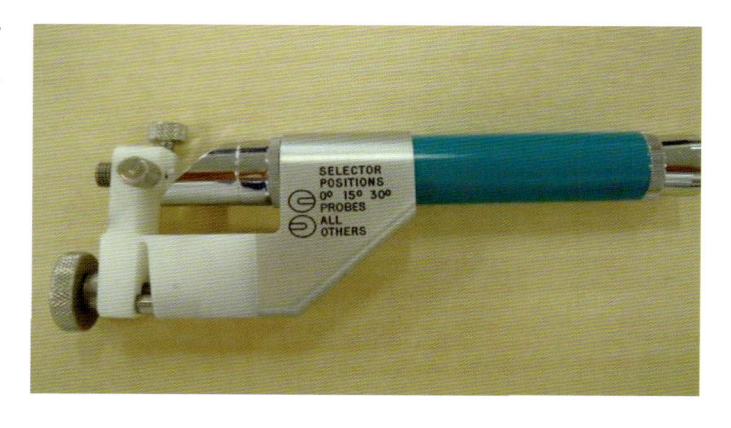

Ho-YAGの使用法

①機器（レーザー本体）の電源をONにする。

②レーザーファイバーをレーザー本体に接続する。

③使用前に必ず生理食塩水の入ったコップの中でレーザーのエイムビームをONにして，レーザー光の形と強さを確認する。光の形が正円形でない場合や光が弱い場合はファイバーの断裂が疑われるため，ファイバーを新しいものと交換する。問題がなければコップの中で，0.5J×5Hzで試射する 図9 。

レーザー光確認時の注意点：レーザーが"READY"の状態で人に向かって発射された場合，網膜に照射されると失明するため，レーザーを"ON"にするのは，1)試射のときと，2)内視鏡の中に挿入した後のみである。

④硬性尿管鏡では，内視鏡を体内に留置したままレーザーファイバーを挿入可能である。挿入直後にエイムビームをONにする。

レーザーファイバー挿入時の注意点：レーザーファイバーを勢いよく挿入するとファイバー先端が内視鏡先端を越えてしまい，尿管粘膜の穿孔や出血の原因になる。エイムビームを確認しながらゆっくりと挿入することが必要である。

⑤軟性尿管鏡では，尿管アクセスシースを併用することが多いため，必ず内視鏡を尿管アクセスシース内まで戻し，内視鏡を直線化した状態でレーザーファイバーを挿入する。抵抗がある場合は内視鏡の内腔に生理食塩水をフラッシュし，ガイドワイヤーを通して閉塞のないことを確認する。

⑥レーザーにて破砕中は，視野を保つために灌流液のフラッシュが必要となることが多い。また，余ったレーザーファイバーが床に落ちたりしないようにオイフに固定する。

⑦レーザーを使用しないときは，ファイバーが落ちないように，オイフに固定しておく 図10 。

Web動画 II-4
軟性鏡レーザーファイバー挿入

図9 レーザーの試射

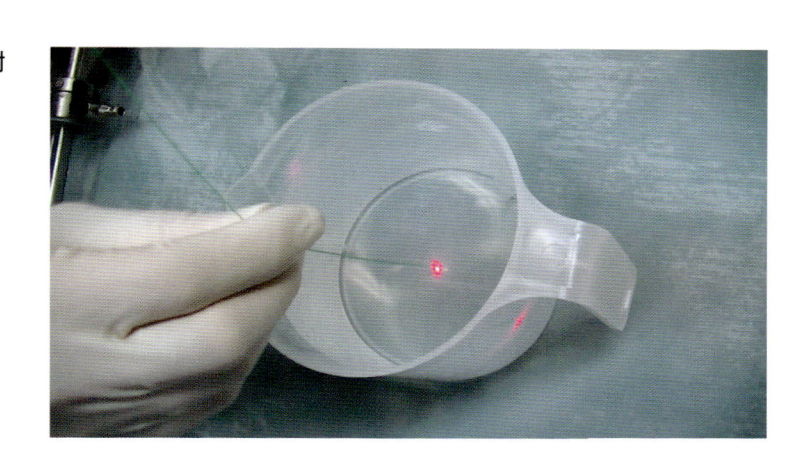

図10 レーザーファイバーのオイフへの固定

レーザーファイバー

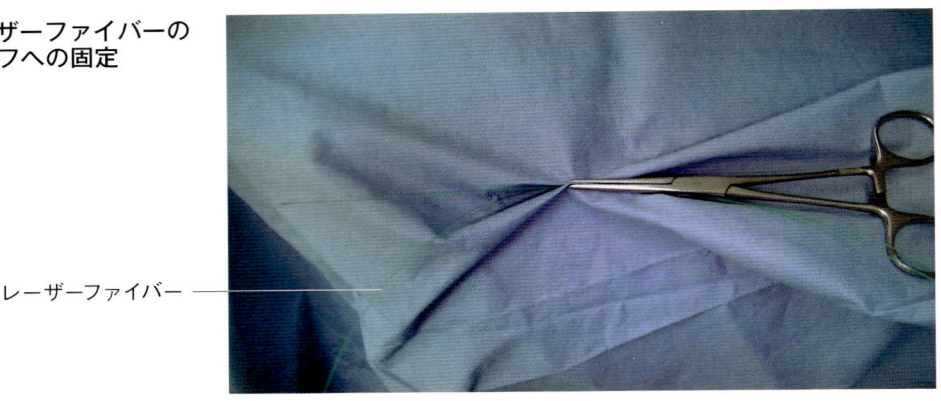

表8 Ho-YAGレーザーの設定

	大	小
Power(Energy) (J)	大きな結石片 fragmentation 結石が移動する (1.5〜2.0J)	小さな結石片 dusting (0.2〜0.5J)
Rate (Hz)	ジャンプ ポップコーン効果 (15〜25Hz)	動かない (5〜10Hz)

レーザーの設定
- Ho-YAGレーザーの"Power"と"Rate"を設定する 表8 。
- powerは0.5J，rateは5から開始することが多く，結石破砕の状況で設定を変更していく。

破砕方法
- 破砕の方法は大きく分けて，以下の3通りがある。
①結石を大きく分割し，摘出する(fragmentation)
②結石を砂状に破砕し，摘出が不要なくらいの大きさにする(dusting)
③ポップコーン効果：2〜4mm大の結石が大量にある場合，レーザーを結石の近くで発射すると結石が舞い上がり，レーザーで破砕される。
- 結石の内視鏡所見により破砕方法を変更する。
①黒褐色で平滑な場合のシュウ酸カルシウム第一水和物が疑われる場合は，この結石は硬いが脆いため，割が入った割れ方をする。大きくブロック状に破砕し，摘出する。
②黄色で表面が金平糖状の結石は，シュウ酸カルシウム第二水和物が疑われ，比較的柔らかく，低エネルギーで破砕可能である 図11 。

Web動画 II-5 fragmentation
Web動画 II-6 dusting
Web動画 II-7 ポップコーン効果

図11 シュウ酸カルシウム第二水和物が疑われる結石のレーザー破砕

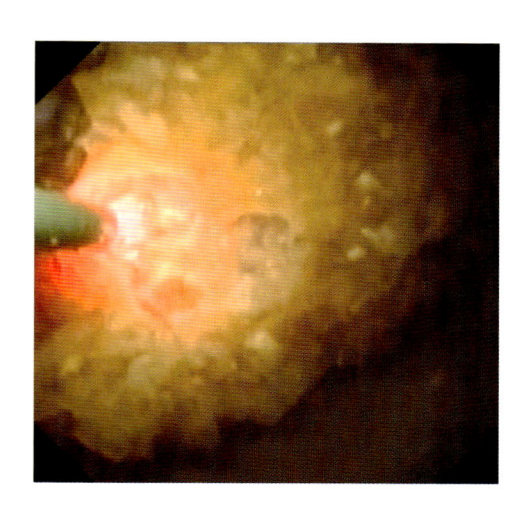

③尿酸結石やシスチン結石の場合には基本的に破砕，摘出を行うが，砂状に破砕するだけでもよい（術後に溶解療法が可能であるため）。
- TULにおいては破砕と摘出のバランスが重要である。
- 軟性尿管鏡においては，レーザーファイバーを挿入すると内視鏡の屈曲角度の低下，灌流量の低下をきたすため，レーザーファイバーの選択も重要となる。
- 最近の知見では，レーザーファイバーの衝撃波はエイムビームの照射範囲のみでなく，横方向にも拡散していることが報告された。レーザーにより発生した気泡はレーザーファイバーの直径よりも大きく，約3mmであり，この気泡が崩壊するときのエネルギーを用いて対象物に衝撃を与えると考えられている 図12 。このためレーザービームの周囲にも影響がでることを理解して破砕を行う必要がある。特に尿管結石で陥頓した状態の場合には，レーザーのエイムビームが当たっていなくても尿管粘膜に衝撃波の影響がでる可能性がある。

リトクラスト®

- リトクラスト®は圧縮空気によりプローブが連動して動き，結石を破砕する器械である 図13 。
- 現在販売されているのはリトクラスト®2であり，吸引機能が付いたリトバックが追加された。またパルスの設定はシングルモードから12Hzと可変できる。
- 結石はブロック状に破砕されるため，破砕後は摘出が必要である。

Web動画 II-8
リトクラスト®による破砕

II TULの機器と使用方法・使用機器と基本的使用法

図12 レーザーファイバーの衝撃波

使用機器「バーサパルスセレクト(株式会社日本ルミナス)」，使用ファイバー「スリムライン200ファイバー(株式会社日本ルミナス)」
金沢医科大学 氷見市民病院 泌尿器科 森山学先生より御提供

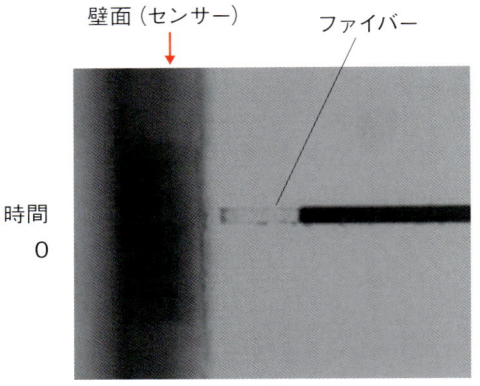

壁面(センサー)　ファイバー

時間 0

センサー-ファイバー間 x=0.55 (mm)

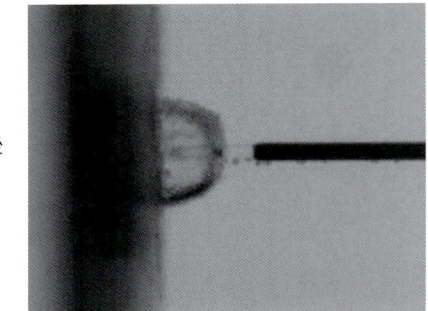

0.20ms後

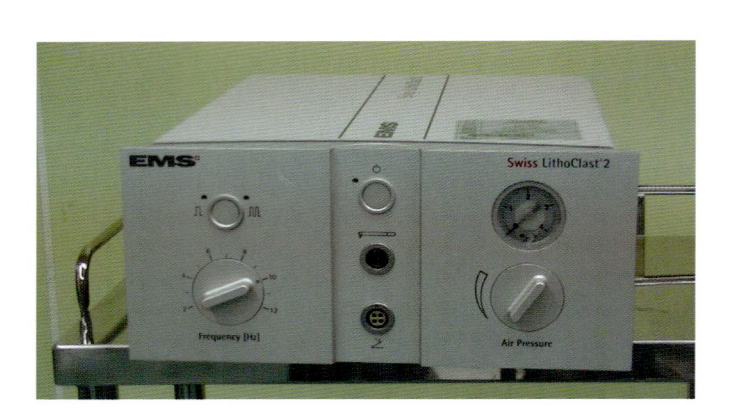

3mm

図13 リトクラスト®2

バスケットカテーテル

- TULでは基本的に破砕した結石を完全に摘出できることがメリットである。このためバスケットカテーテルの選択は非常に重要である。
- バスケットカテーテルは柔らかく，形状の安定したNithinol製がよい。近年ではほとんどNithinol製である。

- また軟性鏡の操作では先端にtipのないtiplessの形状が粘膜損傷を予防するため有用である。表9にバスケットカテーテルの一覧を示す。

バスケットの特徴

- バスケットは，①直径，②形状，③開いたときの大きさ，で特徴が分かれる。

バスケットの径

- 径については，軟性尿管鏡では1.9Fr以下のバスケットカテーテルが有用である。径が太いと内視鏡の内腔が狭くなり，灌流量が低下し，視野が不良になるためである。最近では径が1.3Frの製品が市販された 図14。硬性尿管鏡では内腔が広いため，2〜3Frでも使用可能である。
- バスケットの直径だけではなく，開いたときのワイヤーの硬さも重要である。バスケットを開いて，腎杯などの壁に押し付けた場合のワイヤーのしなりが結石の捕獲しやすさに関係する。

バスケットの形状

- 形状は，楕円型，ティアドロップ型，逆三角形型などさまざまである 図15a, b。
- バスケットを構成するワイヤーも4本から16本のものがあり，ピンポイントに一つの結石を把持できるものや多くの結石を同時に摘出できるものもある 図15c。

表9 バスケットカテーテル

	メーカー	径(Fr)	バスケット(mm) 幅	バスケット(mm) 長さ	ワイヤー数	その他
N-Circle	COOK	1.5	10	15	4	
N-Circle	COOK	2.2	20	27	4	
N-Conmpass	COOK				16	
N-Gage	COOK	1.7, 2.2	8, 11		3	
N-Trap	COOK	2.8	7			アンブレラ型
Zerotip	Boston	1.9	12	12	4	
Escape	Boston	1.9	11/15		4	
Optiflex	Boston	1.3	11		4	
Surecatch-NT	Olympus	2.2	16		3×2	
No-Tip	Porges	1.5	9		4	
No-Tip	Porges	2.2	11		4	

図14 バスケット径と灌流量

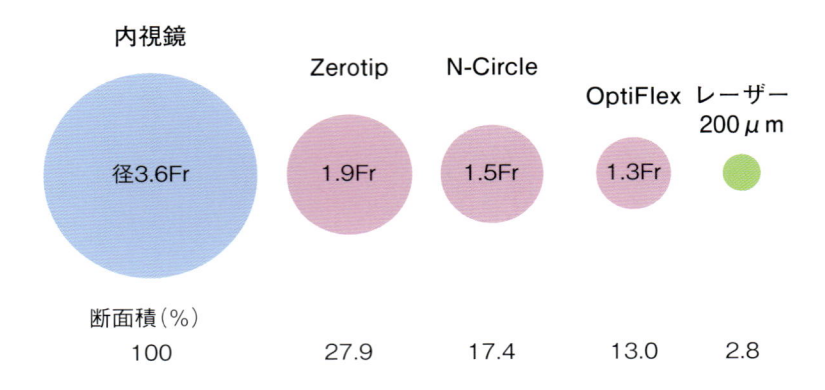

	内視鏡	Zerotip	N-Circle	OptiFlex	レーザー200μm
	径3.6Fr	1.9Fr	1.5Fr	1.3Fr	
断面積(%)	100	27.9	17.4	13.0	2.8

図15 バスケットカテーテルの形状

a：ティアドロップ型

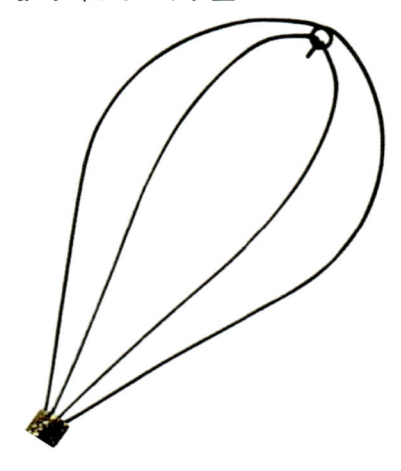

b：楕円型

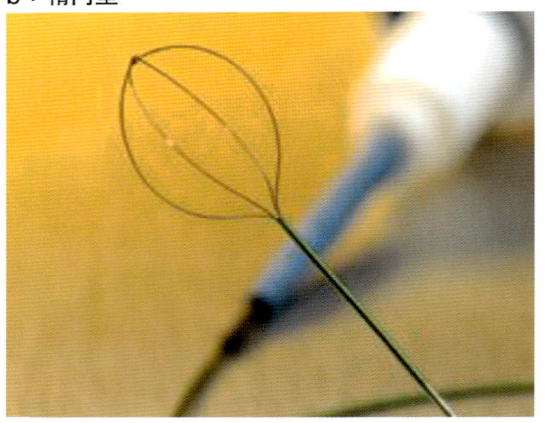

c：逆三角型，16本ワイヤー

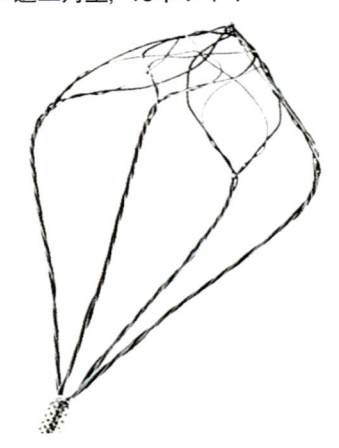

バスケットの大きさ

- バスケットを開いたときの大きさは10mm前後のものが多いが，20mmのものもある。20mmのものは，大きな結石を下腎杯から上腎杯にrepositionするときに用いる。

バスケットカテーテルの使用方法

①基本的に術者が操作する。バスケットカテーテルの動作確認をした後に内視鏡のポートから先端を挿入する。
②バスケットカテーテルは，硬性鏡の場合は術者が挿入して持ち，軟性鏡の場合はバスケットホルダーに装着し，助手の補助の下で内視鏡のポートから先端を挿入する 図16 。
③内視鏡画面で先端ギリギリまでバスケットカテーテルが挿入されていることを確認する。
④内視鏡を腎盂尿管内に挿入し，結石を把持し，体外に摘出する。

図16 バスケットカテーテルの軟性鏡への装着
バスケットホルダーで内視鏡に装着する。

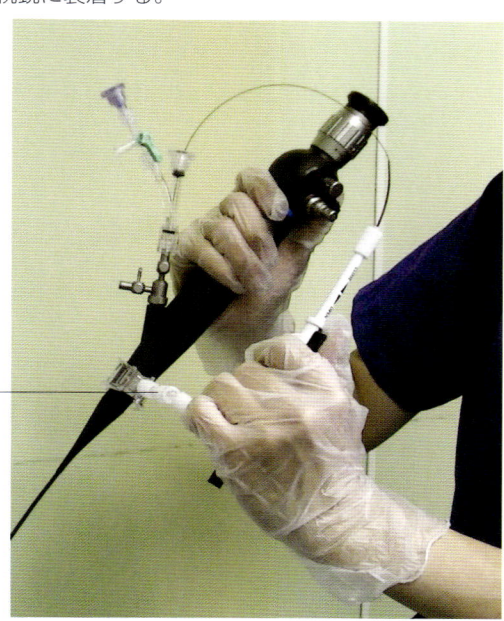

バスケットホルダー

バスケットカテーテルの把持方法

①基本的に結石の上部でバスケットを開き，そのまま結石の上から被せてバスケット内に入れる。その後バスケットを閉じて，摘出する。
②摘出する結石を決めて把持する。バスケットをむやみに連続して開閉し，バスケット内に入った結石を摘出するのはよくない。
③結石より少しだけ大きくバスケットを開く。大きく開きすぎると尿管壁に当たって内視鏡の画面が動いてしまう。
④バスケットのしなりを利用して把持する。
⑤なるべく小さな結石も可及的に摘出する。エビデンスはないが，当院では可能であれば0.5mmの結石も摘出している。
⑥下腎杯や中腎杯の結石は上腎杯にrepositionしてから破砕することが望ましい。
⑦把持した結石が大きすぎる場合には，元の場所に戻す。
⑧1〜2mm大の細かい結石が多い場合には，メッシュ状のN-Compass®が有用である。
⑨結石の大きさを認識しながら摘出する。小さい順に摘出し，摘出する尿路または尿管アクセスシース内の広さを確認する。大きな結石は最後に摘出する。透視を利用して大きさを見る方法もある。大きくて摘出できなかった結石は他の腎杯に置いておき，再度破砕を行う。
⑩結石の形を考えて把持する。結石は球形ではなくいびつな形をしている。なるべく縦長に把持できるとよい。
⑪結石が途中で尿管壁や尿管アクセスシースに引っかかった場合は持ち直してみる。

Web動画 II-9 バスケットによる結石の把持
Web動画 II-10 開きすぎたバスケット
Web動画 II-11 バスケットのしなりの利用
Web動画 II-12 0.5mm結石の摘出
Web動画 II-13 結石のreposition
Web動画 II-14 N-Compass®による結石処理
Web動画 II-15 縦持ちによる結石摘出
Web動画 II-16 結石の持ち直し

バスケットカテーテルpushup防止用器具

- 尿管結石の破砕時にpushup防止を目的としたカテーテルである。
- TUL用ではStoneCone®とAccordion®の2種類がある。
- StoneCone®は最大径が10mmで，直線化するとガイドワイヤーとして使用できる。径が細いため，結石と尿管の間が狭い場合に有効で，軟性，および硬性尿管鏡下でも挿入が可能である。しかし，大きな結石のpushupは防止できるが小さい結石はらせん状のワイヤーの間からpushupしてしまう。また灌流液はブロックしないため腎盂内圧は低下しない 図17 。
- Accordion®は展開時の最大径が10mmで，尿管の拡張径がこれより小さければ結石片と灌流液の両方をブロックできるため，腎盂内圧の上昇を抑えることができる。処置用膀胱鏡と5Fr以上の内径をもつ硬性鏡では使用可能だが，軟性鏡の内腔は通過できない 図18 。

図17 バスケットカテーテルpushup防止用器具（1）

a：StoneCone®　　　　　　　b：使用法

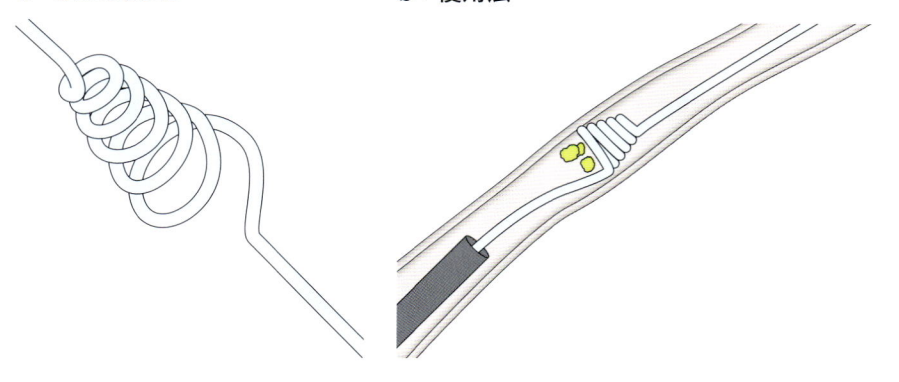

図18 バスケットカテーテルpushup防止用器具（2）

a：Accordion®　　　　　　　b：使用時の形状

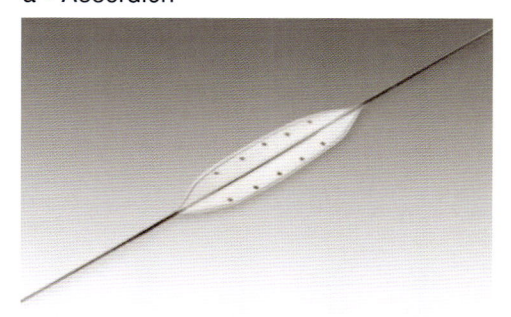

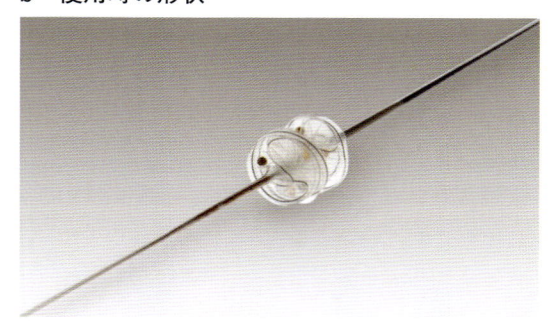

■バスケットカテーテルpushup防止用器具の使用法

- 軟性鏡または硬性鏡下で結石を観察し，RP（逆行性腎盂尿管造影）を施行し，尿路と結石の形態を確認する．
- 直視下で結石と尿管壁の間からpushup防止用バスケットカテーテルを結石の頭側に挿入する．かならず透視下での確認を併用しながら挿入する．先端が尿路外になる可能性があることを常に認識しておく．
- 透視下でバスケットを閉塞させる．内視鏡からバスケットを抜き，再度内視鏡を挿入し，破砕，摘出を行う．このときに造影にて閉塞の程度を確認しておくと，灌流の圧を上げていいかを確認できる．
- Accordion®では下部尿管の形態により，展開したまま膀胱まで引き抜くことで結石を摘出することも可能である．
- ただしコストの問題がある．通常は結石摘出用のバスケットを使用するとpushup防止用のカテーテルは同時に算定できないことが多いため，コストは持ち出しとなる．

尿管ステント

- 尿管ステントは尿管結石や狭窄，腫瘍など上部尿路の閉塞に対して有効な手段のひとつである。
- TULの手術後に留置され，通常は1～2週間程度の短期留置が多い。

尿管ステントの種類

- 尿管ステントは材質，形状，コーティング，側孔の有無により分類される。また患者に合った径と長さを選択する必要がある。金属ステントも発売れており，尿管の壁外性圧迫の閉塞が適応である。ここでは尿路結石に対するTUL後に使用する尿管ステントについて言及する。
- 材質はポリウレタンやシリコンの他，メーカー各社が製造したPercuflex™，C-Flex®などがある。
- 形状はダブルJ型とよび，両端をコイル状に巻いてあるものが多く，膀胱側がループ型のものは膀胱刺激症状も少なく，術後のQOLが高い。
- 尿管ステントのコーティングには親水性があり，ステント表面の摩擦係数を下げることにより挿入をしやすくする効果がある。
- 側孔の有無についてのエビデンスはないが，閉塞を起こしにくいという意見がある。
- 尿管ステントのメリットは内瘻であることで，カテーテルバッグを携帯しなくてよい点である。
- デメリットは血尿，排尿痛，頻尿，残尿感，下腹部痛などによる膀胱刺激症状と，migration（遠位端の尿管内拳上），長期留置では尿路感染，結石形成，結節形成，尿管動脈瘻などがある 図19, 20 。

ステント留置の実際

適切な尿管ステントの留置位置

- 尿管ステント留置後の排尿関連症状は，適切な位置に尿管ステントを留置すると軽減される。
- 適切な位置は遠位ループが正中線を越えないことである（Giannarini：BJU 2010） 図21 。そのためには適切な長さのステントを選択する必要がある。

ステントの長さの決め方

- 尿管ステントの長さの選択はこれまで身長や性別などで決められていたが，当院では尿管カテーテルを用いて尿管ステントの長さを決定している。
① 1cmごとに目盛の付いた尿管カテーテルを用いて腎盂を造影する。
② 腎盂から下腎杯の分岐部までを，尿管カテーテルの目盛を用いて1cmきざみで尿管長を測定する。

図19 尿管ステントのmigration

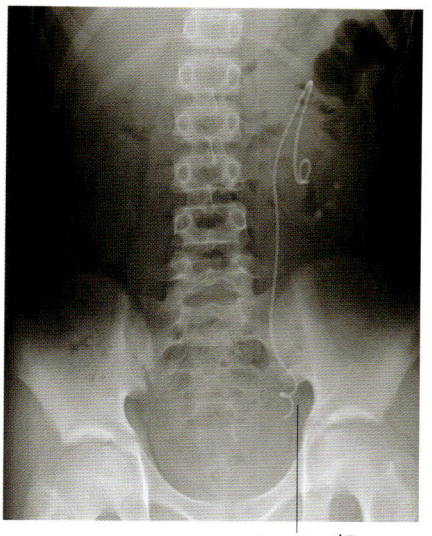

migration部

図20 尿管ステントの石灰化

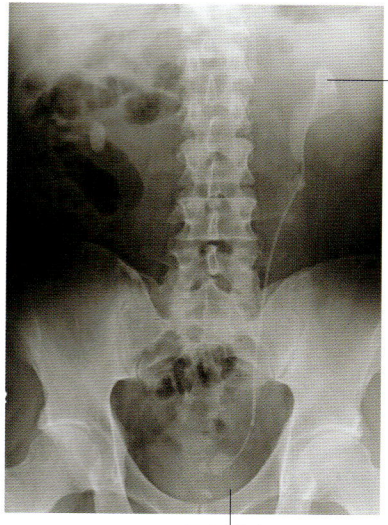

石灰化部

石灰化部

図21 ステントの適正位置
遠位ループが正中線を越えないようにする。

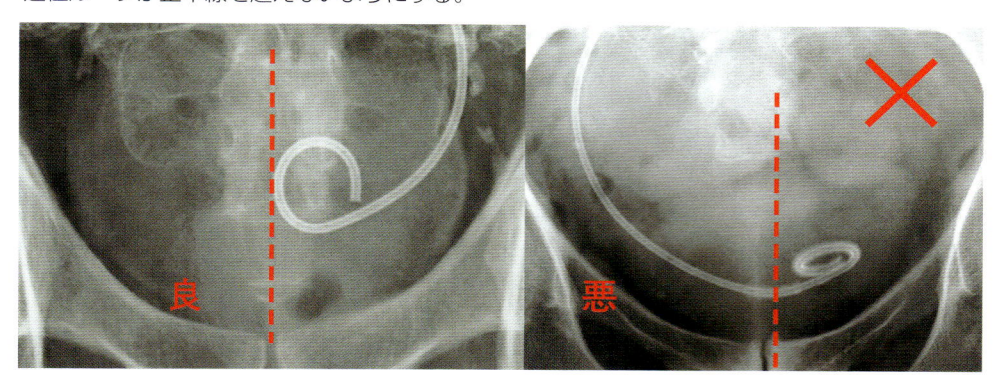

良　　悪

③当初は測定された尿管長と同じまたはマイナス1cmの尿管ステントを留置していたが、やや長いため、現在では−2cmまたは−3cmの尿管ステントを使用している **図22**。メーカーによりステント長の表示が異なるため、多少の変更が必要となる場合がある **図23**。

ステント留置のポイント

● 造影画像下でのステント留置のメリットは、造影画像では腎盂や腎杯の形態が把握できるため、ステントのループ部分を腎盂内に留置するか、上腎杯に留置するかを術中に変更することができる点である。

図22 ステント挿入のポイント

腎盂造影を行い，尿管カテーテル（1cm目盛）で尿管長を測定してから挿入する。

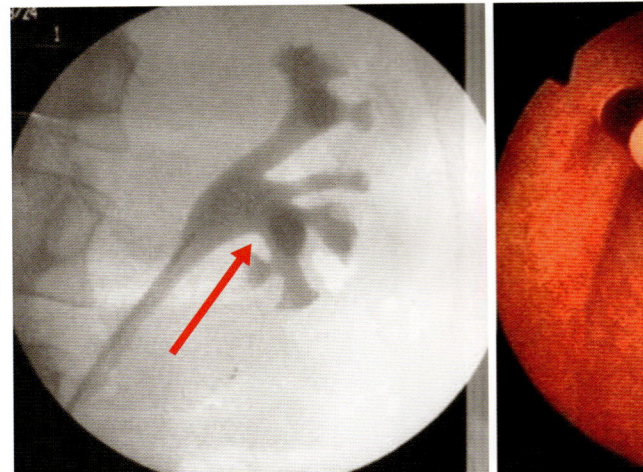

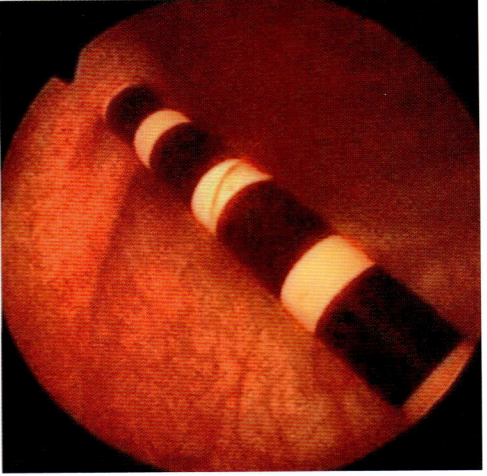

図23 尿管ステント長の表示

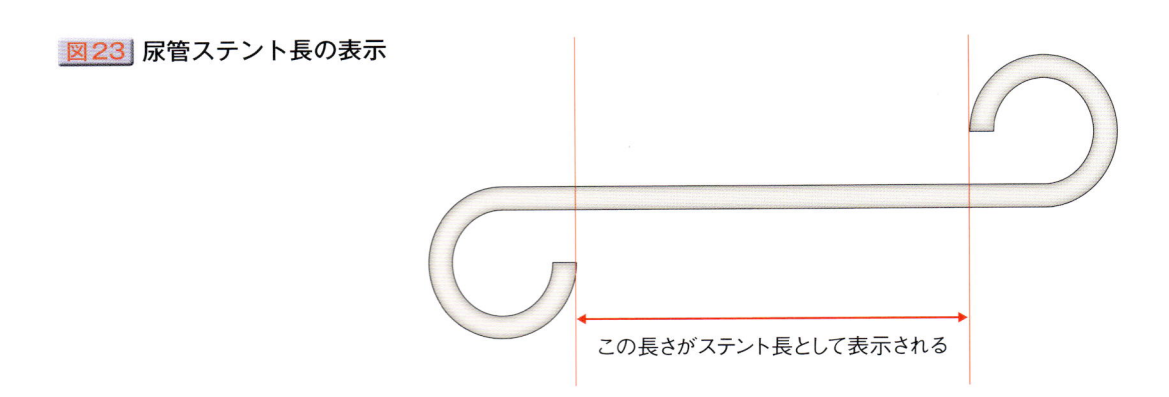

この長さがステント長として表示される

- マルチレングスタイプの尿管ステントは在庫管理には有用であるが，厚生労働省からの通達では結節形成の可能が高いため使用を避けるように勧告されている 図24 。このため通常型の尿管ステントを使用するほうが望ましいとも思われる。
- 尿管ステントの径は4.7～12Frまで発売されている。多くの施設では6Frを使用していると思われるが，可能であれば4.7～5Frの細径のもの，8Frの太い尿管ステントを準備しておきたい。ただし在庫管理の問題もあり，多くのサイズ径を増やすより，多くのサイズ長を揃えるほうを優先したほうがよい。

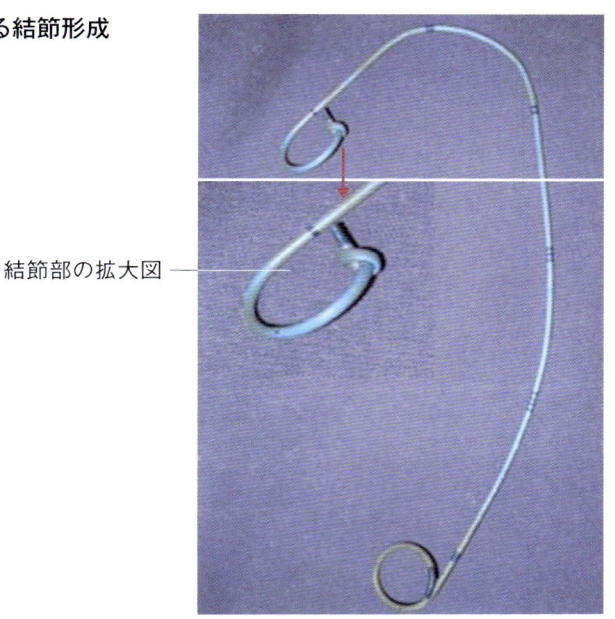

図24 尿管ステントによる結節形成

結節部の拡大図

- 尿管ステントの留置期間については，長期留置を行うと尿管ステントの表面に結石形成(encrustation)が起こり，抜去不可能となることが多い。当院での留置期間は3カ月以内としている。メーカーの保証は留置期間が6〜12カ月と表示されている製品もあるが，これらは人工尿での実験でステントの変性がないことを保障しているものであり，生体内のデータではない。このため，3カ月以内での交換，または抜去を行うほうがよい。

周辺機器

TVビデオシステム
- 内視鏡画面を映すモニターとビデオシステムから構成される。近年は液晶画面でアームが付いているため，本体を動かさなくても，モニターのみ自由な場所に配置できる **図25**。

X線透視装置(Cアーム)
- 内視鏡操作以外のブラインド操作は，基本的に透視を用いて行うため，Cアームは必須である **図26**。
- 透視時間が長くなると患者および術者を含めた医療者にも被曝が増えるため，短時間になるように心がける必要がある。透視時間を短縮させるために，当院では透視はone shot(透視ボタンを一瞬だけ押す)で行っており，必要に応じて持続で透視を出すようにしている **図27**。TULではおおむね1分以内を目標にしている。

図25 TVビデオシステム ── モニター（移動可能）

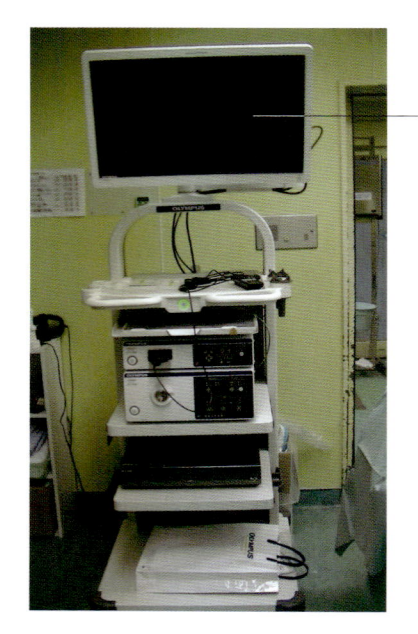

図26 X線透視装置Cアーム

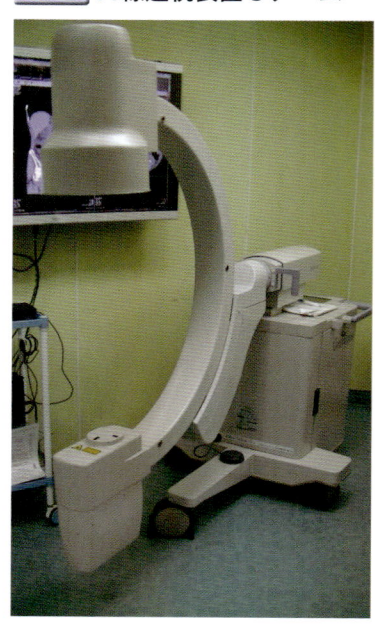

図27 透視モニター

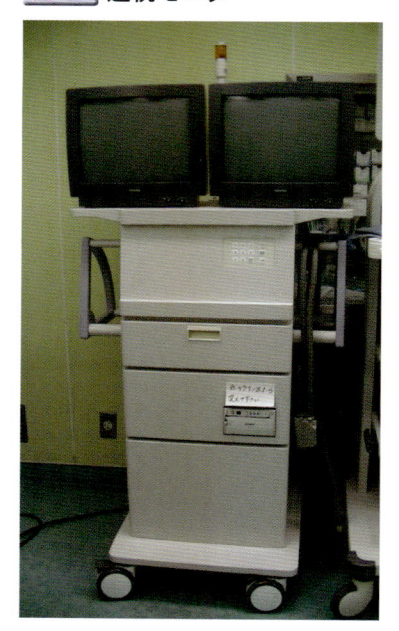

- 被曝に関連し，術者を含めた医療者は放射線防護のプロテクターを着用する必要がある．さらに当院では甲状腺保護のため，術者にはネックプロテクターを勧めている 図28 。
- 透視の画面が2モニターであれば1つの画面にコントロールとして画像を記録しておき，その画面を基準にしてもう一度透視を行うとよい．モニターが1画面の場合は，重要な所見はプリントアウトしておき，記録に残すことが重要である．
- TULにおける透視の範囲は骨盤から腎臓の部分となるため，アームの動きは大きくはない．
- 手術終了時に残石の確認をする際に，Cアームを回転しながら透視を出していくと，残石との位置関係が把握しやすくなる．

Web動画 II-17
Cアームの回転

ポートシール
- レーザーファイバーやバスケットカテーテルを固定するツールである 図29 。必ずポートを閉めて，灌流液が漏れないようにロックすることで，内視鏡の視野を確保できる．ポートシールが劣化し，水漏れがある場合には交換が必要である．

灌流用生理食塩水(1～2L)
- 通常の灌流液は生理食塩水を用いる 図30 。
- 灌流液により低体温にならないように，灌流液はあらかじめ37℃前後に保温しておく．

図28 ネックプロテクター

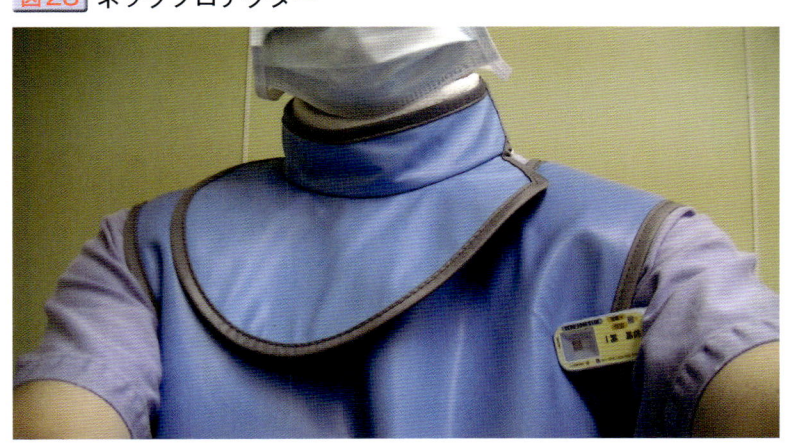

図29 ポートシール

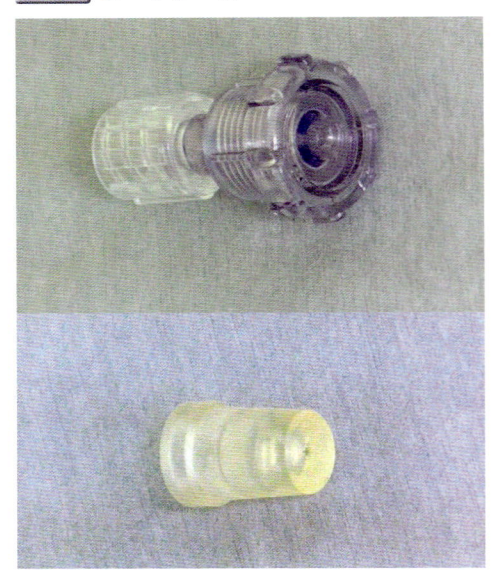

図30 生理食塩水
左1L,右2L。

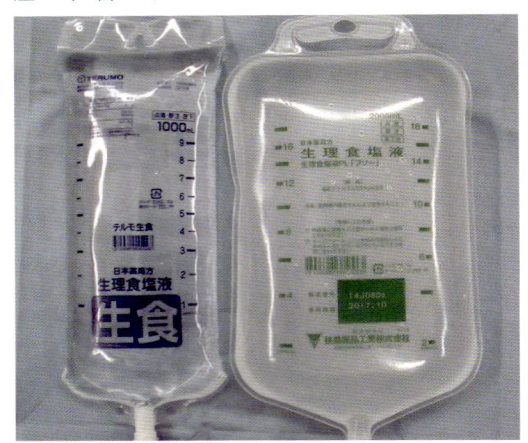

■灌流用ルート
- ルートには助手がフラッシュするためのものが必要である。
- シリンジとルートがキット化されたSAPS®を用いてもよいし，通常のルートに3方活栓の付いた延長チューブに20mLのシリンジを組み合わせて使用してもよい。
- SAPS® 図31 の場合にはシリンジに自動的に生理食塩水が充填されるが，この充填時は内視鏡の灌流量が低下する。
- 術者のみで手術をする場合はルート内にフットポンプを組み込む必要がある（p.78 図14 参照）。

■Yアダプター
- 軟性尿管鏡に接続するデバイスである。ポートを閉じることで気密性を保持できる。また軟性鏡の内腔に2種類のデバイスを挿入することが可能となる 図32a 。
- 図32b のように使用し，レーザーのみの挿入，レーザーとバスケットの併用が可能となる。

図31 SAPS®

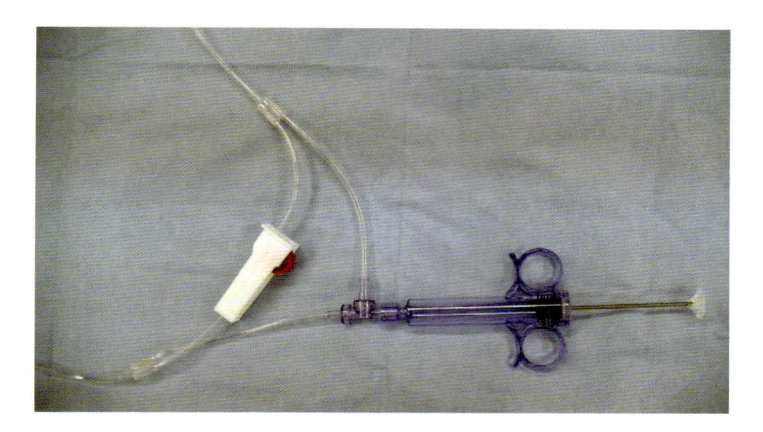

図32 Yアダプター
2つのポートが使用可能である。

a：Yアダプター

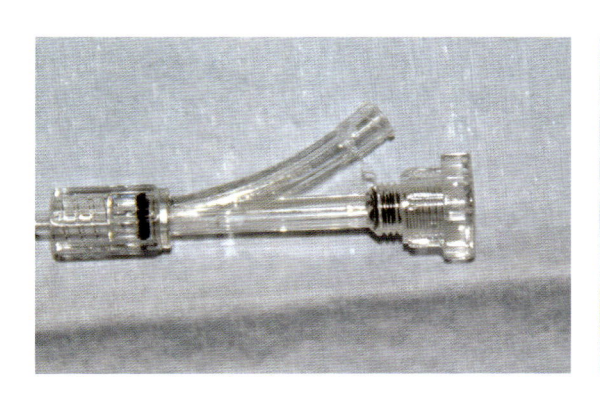

b：軟性鏡＋レーザー＆バスケット

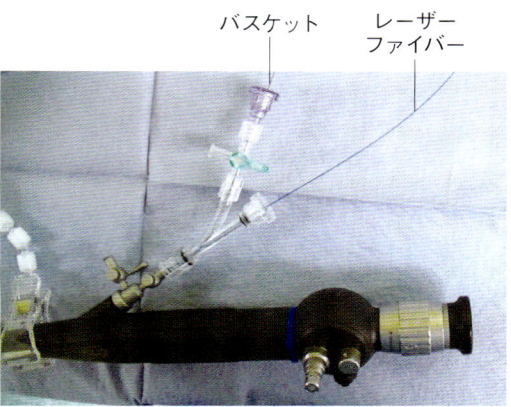

バスケット　レーザーファイバー

II TULの機器と使用方法

硬性尿管鏡の基本的使用法

硬性尿管鏡の種類と特徴

- 硬性尿管鏡はTULに必須の内視鏡であり，そのスペックにより手術の難易度が変わってくるため，その選択は非常に重要である．現在市販されている代表的な硬性尿管鏡を 表1 に示す．
- 内視鏡のスペックで重要な点は，先端の外径，鉗子孔の径である．
- 視野角については大きな差異はないが，0°の内視鏡は回転しても視野に変化はないことは覚えておく必要がある．
- 先端径については8〜9Fr未満が有効である．現在は先端径が6Frの内視鏡も発売されており，著者らもこの内視鏡を使用している．
- 先端が細径であれば，尿管口の拡張などは不要であり，尿管粘膜の損傷が少なくそのまま挿入が可能となる．また細径のものでは尿管アクセスシースとの併用が可能である．
- 鉗子孔の径については，挿入するバスケットやレーザー，鉗子等のサイズに関連してくるため，径が大きいほうがよい．また同時に2種類の器機の挿入も可能となる．

表1 硬性尿管鏡の種類と特徴

製造元	製品番号	先端径/遠位径/近位径(Fr)	鉗子孔(Fr)	視野角(°)
OLYMPUS	A2940A	6.4	3.5	7
	A2942A	8.6	5.5/2.5+3.0	7
WOLF	8712.402	6/7.5	4	0
	809.421	8/9.8	3/4	10
	8705.402	8/9.8	5	10
STORZ	K27410 SL	7.5/9/10.5	3/4	8
	K27430 L	8/9/10.5/11.5	5	8
ACMI	UR-MR-6L	6.9/8.3/10.2	2.3/3.4	5
	UR-MR0-742	7.7/9.2/10.8	5.4	5

硬性尿管鏡のメリット

①軟性尿管鏡と比べて，視野が良好であること
②内腔が広く，破砕器具やバスケットを挿入しても灌流が保たれる（同時にバスケットとレーザーファイバーなど，2本挿入しても視野の保持が可能である）
③内視鏡の動きが前後と回転のみであり，膀胱鏡と同様の感覚で使用できること
④耐久性が高い
⑤オートクレイブ対応のため短時間での滅菌が施行でき，繰り返し使用可能であること
である。

硬性尿管鏡のデメリット

①到達範囲が狭い（下部尿管や中部尿管などが中心となるが，女性の場合や身長の低い男性で条件がよければ上腎杯まで到達できる）
②力を加えると尿管粘膜損傷や尿管穿孔を起こしやすい
などがある。

硬性尿管鏡のセッティング

①手洗いを行い，ガウン，グローブを装着した後に，必ず手術開始前に内視鏡の画面を肉眼で確認しておく。内視鏡を明るい方向（天井のライトなど）に向けて，画面の曇りやドット欠け，視野欠損などを確認する 図1 。

図1 硬性尿管鏡の確認

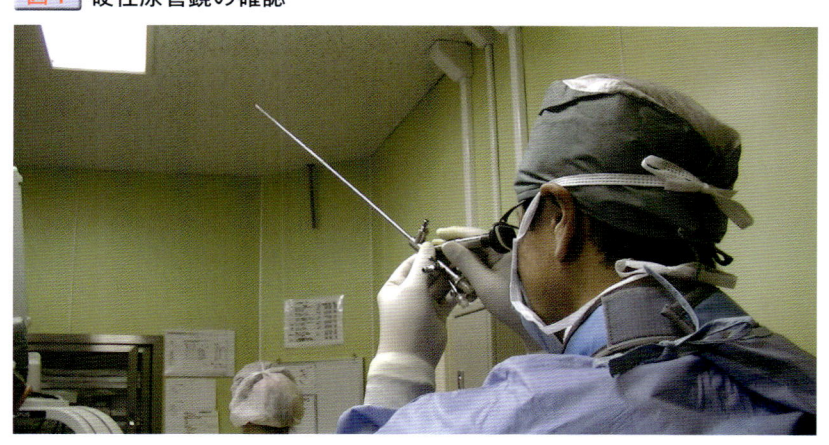

②ドレープをかけた後，硬性尿管鏡を使用する際には，光源ケーブル，カメラヘッド，灌流用ルート，吸引チューブ，ポートシールを装着する 図2 。

③カメラヘッドは「FREE」のポジションとし，内視鏡が回転しても一定の向きになるようにする 図3 。

④内視鏡のバルブを開閉し，灌流液の排出と吸引が十分に効いていることを確認する。

⑤未使用の白いガーゼでホワイトバランスをとる。

⑥フォーカスを合わせる。

⑦鉗子孔のバルブが閉じていること，アダプターが装着されていることを確認する。

- 以上のチェックが終了してから操作を行う。

Web動画 II-18
セッティング―カメラヘッド

図2 内視鏡のセッティング

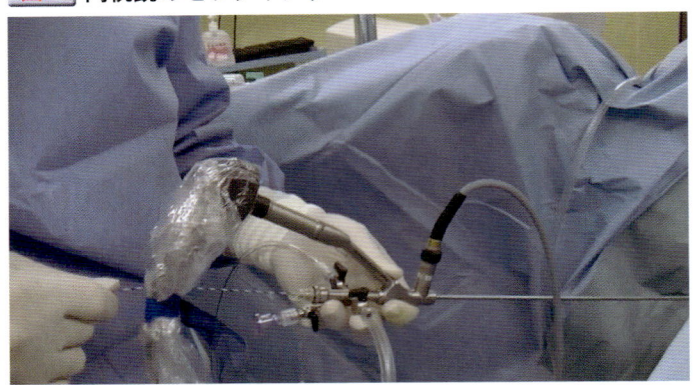

図3 内視鏡のセッティング ―カメラヘッド

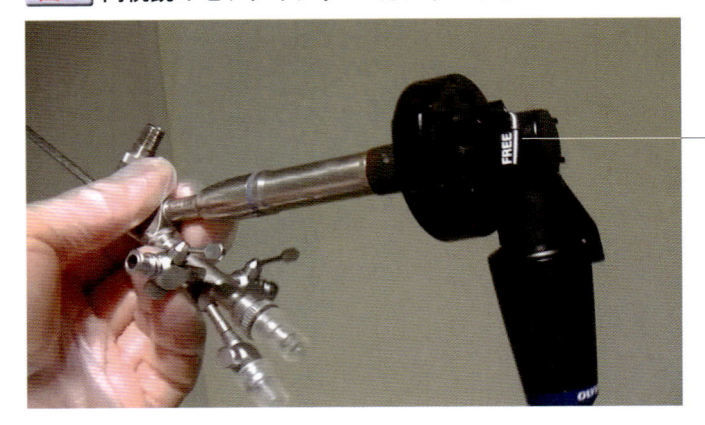

FREEのポジションに合わせる

硬性尿管鏡の操作法

- 硬性尿管鏡の使用法は，基本的に膀胱鏡と同様であり，内視鏡の動きは2つの要素からなる。1番目は回転であり，2番目は前後の動きである。
- 内視鏡の操作にあたり大切なことは，硬性尿管鏡の先端（ビーク）の形状と常に内腔の位置を意識しておく必要がある。
- 硬性尿管鏡の先端の形状は 図4 のようになっている。多くは斜角ビークであり 図4a，内視鏡の画面上では円形または縦長の形状であるが，内視鏡画面の12時方向はやや内視鏡の先端が突出しており，"力"がかかりやすい。このため尿管損傷を起こしやすい部分となる。
- また画面6時方向はガイドワイヤーやレーザーなどの器具が出てくるが，内視鏡画面のかなり手前で内視鏡から出ていることになる。
- 硬性尿管鏡の視野角は 表1 のように5°～10°であり，ほぼ内視鏡の長軸方向であるが，やや下方に向いており，挿入にあたっては回転による調節が必要である。前述のように視野角が0°の場合は，回転による視野の変化はない。

初心時の操作

- 硬性尿管鏡に慣れていない初心者は，膀胱鏡下であらかじめガイドワイヤーを上部尿管まで挿入した後に，これに沿って尿管鏡を進めていくと挿入が容易になる。この場合ガイドワイヤーを上部尿管を越えて腎盂まで挿入しすぎると，ガイドワイヤーが腎盂壁にあたり，ワイヤーはトグロを巻く状態になり腎盂粘膜を損傷して出血が起き，後の腎盂内操作に支障がでるため，常にガイドワイヤーの先端の位置に気を付ける。

図4 硬性尿管鏡の先端形状
a：斜角ビーク。レンズの位置とチャンネルの位置が異なる。視野の外にチャンネル口がある。
b：垂直ビーク。視野とチャンネル口が一致している。

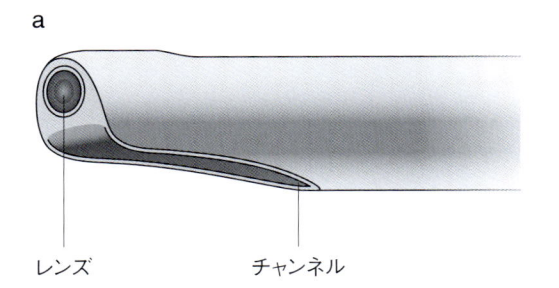

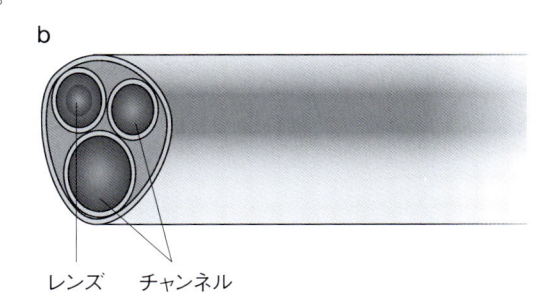

a
レンズ　　　チャンネル

b
レンズ　チャンネル

- 最初のガイドワイヤー挿入は腸骨上端で十分である．特に男性では，尿管鏡を尿道に挿入しているときにガイドワイヤーが深く入りやすいので注意する．
- ある程度慣れてきた場合には，内視鏡を進める際はなるべくガイドワイヤーを先端から出さないように挿入していく．
- 女性の場合は尿道が水平に走行しているため，そのまま挿入していく．男性の場合には尿道が屈曲しているため，図5 のように外尿道口から挿入する際には，内視鏡を垂直にして尿道の走行に沿って挿入する．
- 膀胱内に尿管鏡が挿入された場合には，膀胱内の尿を吸引しておくことが大事である．これは術中の対側腎の尿が膀胱に貯留するため，あらかじめ膀胱内の尿を排出させることが必要なためである．

Web動画 **II-19**
硬性尿管鏡挿入（女性）

尿管口への挿入法

- 硬性尿管鏡での操作は，まず尿管口を通過することが必要である．
- 硬性尿管鏡の先端の形状が大切で，斜角ビーク型または垂直ビーク型かを確認する必要がある．
- 尿管口に挿入する方法は，尿管内に留置したガイドワイヤーを用いて行う①回転法，②おじぎ法と，ガイドワイヤーを使用せずに尿管内に挿入する③直接法がある．

回転法 図6a

- 斜角ビーク型の硬性尿管鏡で用いる方法である．尿管鏡が180°回転することで，ガイドワイヤーが尿管口の12時方向を少し持ち上げ，尿管口を縦長に拡張し，尿管鏡先端のビーク部分の抵抗を軽減し，ビーク部を尿管口の6時方向から挿入すると尿管鏡を容易に尿管内に挿入できる．

Web動画 **II-20**
回転法による尿管口への挿入

図5 硬性尿管鏡の挿入（男性）

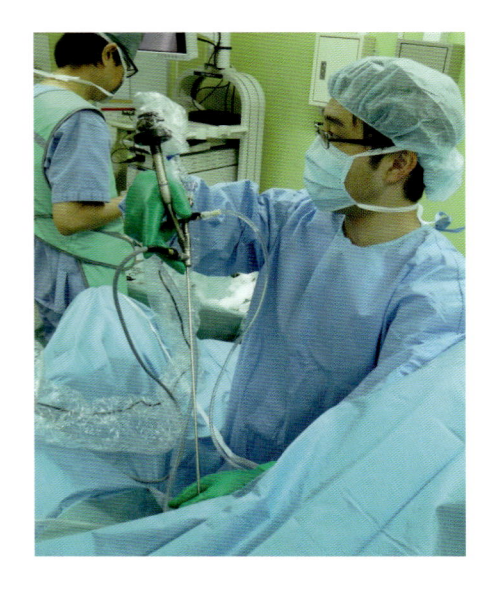

おじぎ法 図6b
- 尿管鏡の手元を上げ，ガイドワイヤーに沿って尿管口で尿管鏡を垂直に立てるようにしてビークの先端を背側のガイドワイヤーに押しつけるようにして尿管鏡先端のビークの部分を尿管口の中心に向かうように挿入する。これにより尿管鏡挿入時のビークの抵抗を軽減できる。

直接法 図6c
- ガイドワイヤーを使用せず，硬性尿管鏡を尿道，膀胱，尿管へと直接挿入していく方法である。
- 助手がやや強めに灌流液をフラッシュして尿管口が開くようにする。ただし硬性尿管鏡が尿管内に入った場合は助手のフラッシュを最低限にする。
- またセイフティガイドワイヤー*を留置しておいて，その脇から挿入する方法もある。この方法のメリットは，内視鏡の中のガイドワイヤーを挿入しないため灌流が良好で，視野を良好に保つことができる点である。
- 反面，ガイドがないため尿管損傷の危険性がある。盲目的な操作は厳禁であり，内視鏡画面を確認しながらの操作が必須である。ある程度経験を積んだ術者が行うほうが安全である。この方法は尿管口の大きさや向きによって難しい場合もある。

Web動画 II-21 おじぎ法による尿管口への挿入

Web動画 II-22 直接法による尿管口への挿入

*セイフティガイドワイヤーとは？：ワーキングガイドワイヤーとは別に，尿路の連続性と手術の安全性を確保するため，結石を越えて留置するものである。このためセイフティガイドワイヤーは手技の熟練度に従い省略可能であるが，初心者はセイフティガイドワイヤーを使用したほうがよい。

図6 尿管鏡の尿管口への挿入法

a：回転法

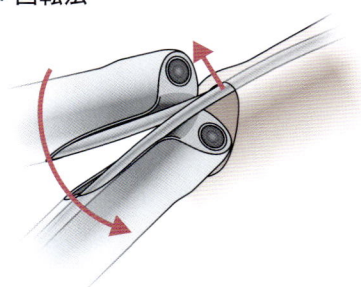

b：おじぎ法

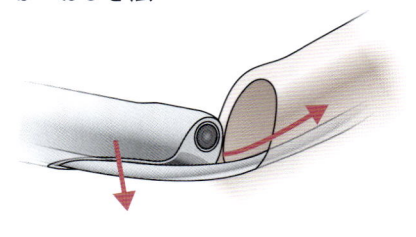

c：直接法

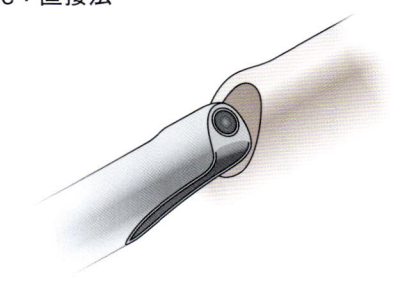

■尿管内での操作法

- 尿管口を通過した後の尿管内の操作は，尿管鏡の回転と前後の動きでコントロールする。
- 挿入時の内視鏡画面では，尿管や腎盂の内腔を視野の中心にすることが重要である 図7a 。
- 内腔に正対しない場合は内視鏡を回転させ，内腔を画面の中心にもってくる。また内腔が見えず粘膜しか見えない場合は，内腔が見える位置まで少し内視鏡を引き抜いてくる。
- 視野がとれない場合は決して奥に挿入してはいけない。
- 腎盂内に到達した場合は腎盂の尿を吸引し，減圧する。
- 腎盂内の尿の混濁が強い場合には検体を尿培養検査に提出する。強度の混濁の場合には尿管ステントを留置して手術を終了する。

Web動画 Ⅱ-23
尿管への挿入（1）

Web動画 Ⅱ-24
尿管への挿入（2）

■屈曲や狭窄がある場合の操作法

- 屈曲や狭窄がある場合は，ガイドワイヤーを先行させてから内視鏡を進める。
- 抵抗がある場合は造影を行い，屈曲や狭窄の程度を評価するとともに，先行したガイドワイヤーが正しく尿路内にあるかを確認する。ガイドワイヤーの位置は常に尿路にあるとは限らないことを念頭に置く必要がある。

Web動画 Ⅱ-25
ガイドワイヤーを先行させた尿管挿入

屈曲が強い場合

- 屈曲が強い場合は，①軟性尿管鏡に変更する方法，②コシの強いガイドワイヤーをセイフティガイドワイヤーとして挿入し，屈曲を改善させてから再度内視鏡を挿入する方法がある。

図7 尿管内の内視鏡画像

a：尿管から上部尿管への内視鏡画像　　b：尿管屈曲部の内視鏡画像

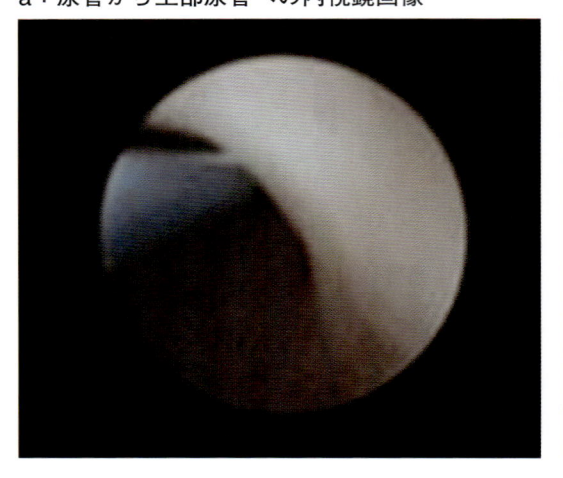

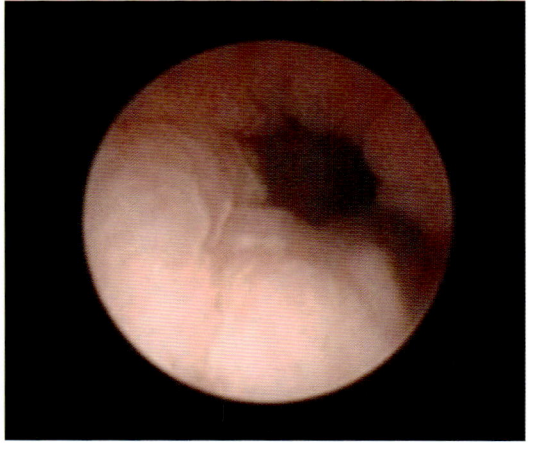

狭窄が強い場合：狭窄の距離が短い
- ガイドワイヤー下に軽く内視鏡を押してみる。
- 抵抗がある場合は尿管拡張ダイレーターや尿管拡張バルーンなどを用いて拡張する方法もあるが，著者らは術後に尿管狭窄が起きる可能性を考え，あまり使用しない。
- 内視鏡が狭窄部を通過できない場合は，無理をせず尿管ステントを留置し，1～2週間後に再度TULを行う。この場合は6Frの尿管ステントを留置することが多い。

狭窄が強い場合：狭窄の距離が長い
- 上記と同じように尿管ステントを留置する。可能であれば，できるだけ太い尿管ステントを留置しておくと，次回の手術時に十分尿管が拡張され，太い尿管アクセスシースの挿入が可能となる。
- 当院では可能であれば，7～8Frの尿管ステントを挿入している。

極度の尿管狭窄の場合
- 極度の尿管狭窄の場合には手術方法そのものを再検討し，PNLや腎瘻を造設して軟性尿管鏡を使用するantegrade URSも選択肢となる。

PNL
percutaneous nephrolithotripsy
経皮的尿管砕石術

■ 尿管鏡操作の注意点
- 硬性尿管鏡で気をつけることは，内視鏡に強い力がかかったときには，尿路の損傷を起こす可能性があることを念頭に置くことである。
- 尿管や腎盂は，膀胱や尿道に比べて非常に壁も薄く，容易に穿孔を起こしやすい。

硬性尿管鏡による結石の破砕と摘出

■ 結石の破砕
- 結石の破砕に用いる器具は，リトクラスト®とHo-YAGレーザーである。それぞれの長所，短所は前項(p.27 表6)を参照していただきたい。

Ho-YAGレーザー
- Ho-YAGレーザーは以前のパルスダイレーザーと異なり，すべての結石に有効なレーザーである。
- 硬性尿管鏡では365μm，550μmが使用でき，軟性鏡に比して効率が高いと考えられる 図8 。
- またレーザーの設定により，破砕する効率や破砕するサイズを調節することが可能である。エネルギーを低くすると細かく破砕され，エネルギーを高くすると大きくブロック状に破砕される 図9 。

Web動画 II-26
レーザーとバスケットカテーテルによる結石破砕操作

Web動画 II-27
レーザーによる結石破砕

図8 硬性尿管鏡によるレーザー破砕
左手で内視鏡を保持し，右手でレーザーファイバーとバスケットカテーテルを操作する。

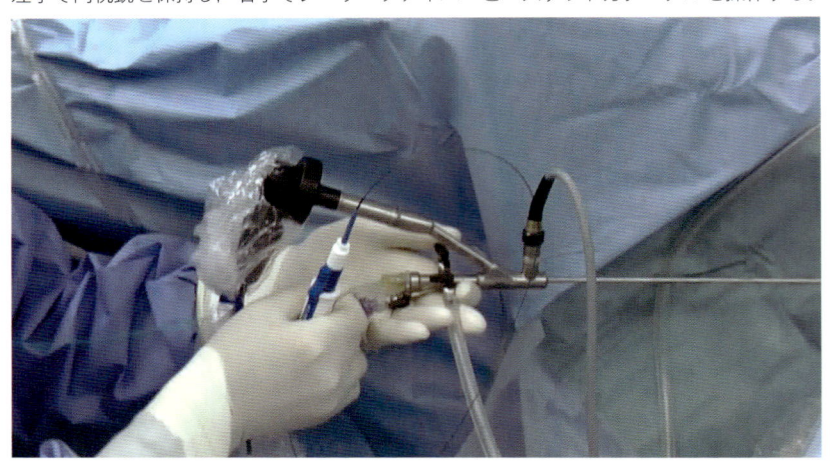

図9 レーザーによる結石破砕の内視鏡画像
a：尿管結石の破砕（0.5J×5Hz）　　　b：腎結石の破砕（1.5J×10Hz）

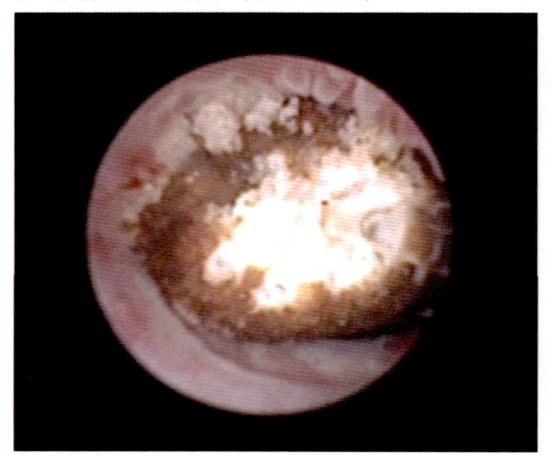

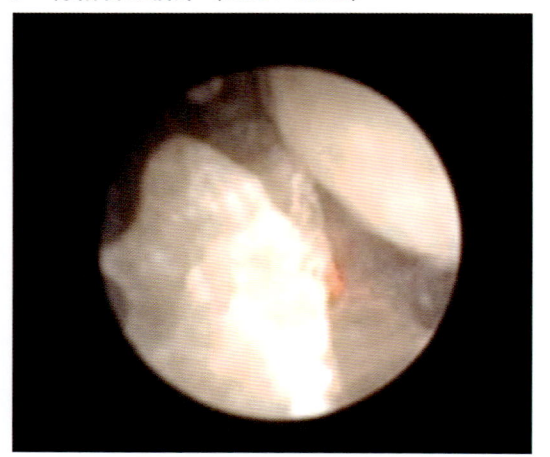

リトクラスト®

- リトクラスト®の破砕力は強力だが，結石を頭側にpushupしてしまう可能性がある。このため破砕時にはpushupをしないように，結石を押さえつけながら破砕をするなどの工夫が必要である。
- またpushup防止のカテーテルを，あらかじめ結石の頭側に挿入する方法もある。
- 逆に視野がとりにくい場合に，故意に結石をpushupさせて頭側の尿管で破砕する方法もある **図10**。

Web動画 II-8
リトクラスト®による破砕

図10 リトクラスト®による結石の破砕

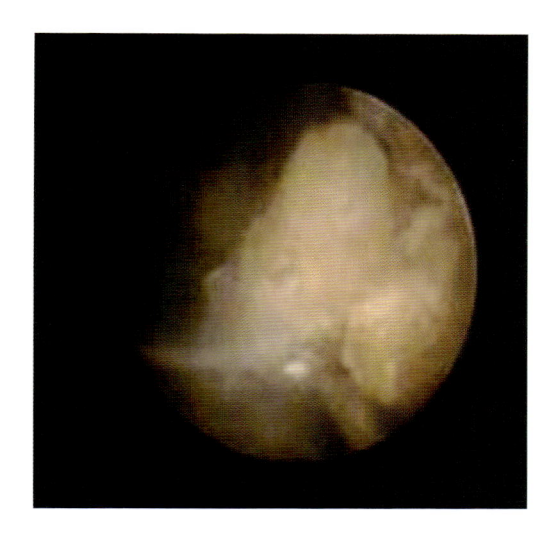

結石の摘出

- 通常は硬性尿管鏡での摘出は，バスケットカテーテル（p.32参照）または把持鉗子を用いる。

バスケットカテーテルによる摘出

- バスケットカテーテルを使用する長所は，ガイドワイヤーを同時に硬性鏡に挿入できるため，毎回出し入れすることなくセイフティガイドワイヤーとして使用でき，安全に摘出できることである。またバスケットカテーテルは多くの形状のものがあり，結石の頭側まで挿入でき，複数の結石を同時に摘出することもできる。
- 短所はディスポーザブルのためコストがかかること，結石が尿管壁に陥頓した場合に抜去が困難なことである。この場合は手元でバスケットカテーテルを切断するか，レーザーでバスケットカテーテルの先端を切断しなければならない。

把持鉗子による摘出

- 把持鉗子を用いる長所は，結石の摘出時に，結石が尿管壁に陥頓した場合に容易にリリースできることである。
- またコスト面でも，オートクレイブが可能なため，繰り返しの使用が可能である。
- 短所は複数の結石を摘出できないこと，表面が平滑な結石は把持しにくいことなどである。
- またセイフティガイドワイヤーを同時に硬性鏡に挿入できないため，尿管口への挿入は直接法 図6c が必要となる。このとき，セイフティガイドワイヤーを先に内視鏡の外側に挿入しておく方法があるが，ガイドワイヤーの分，摘出する通路が狭くなるデメリットがある。

Web動画 II-28
レーザー，バスケットカテーテルによる結石摘出操作

その他の摘出ポイント
- 膀胱内に摘出した場合は，手術終了時に必ず膀胱鏡下で摘出が必要である。
- また前述のようにレーザーファイバーとバスケットカテーテルを同時に留置したまま操作を行うことがある。

Web動画 II-29
レーザーファイバーとバスケットカテーテルを留置したままの操作

硬性尿管鏡と尿管アクセスシースの併用

- 通常は，硬性尿管鏡の使用時には尿管アクセスシース（p.20参照）は使用しない。しかし内径の太い尿管アクセスシースが挿入できた場合は，硬性尿管鏡との併用が可能となる。
- 硬性尿管鏡との併用が可能な尿管アクセスシースの長さは35～36cm以下の場合である。事前に尿管アクセスシースと使用する硬性尿管鏡の外径を把握しておく必要がある。

■ 併用の利点
① 腎盂内が低圧の状態で，直接尿管や腎盂の結石を破砕することができ，術後の尿路感染のリスクを軽減できる。
② 尿管アクセスシースの先端で結石とシースの先端を観ながら破砕できる。これにより結石のサイズ認識が可能となり，適切な大きさまで破砕が可能となる。
③ 直接尿管や腎盂から結石を摘出できる。セイフティガイドワイヤーが不要なため，バスケットカテーテルや把持鉗子が使用可能である。非常に効率よく摘出が可能となり，1分間に10回くらいの摘出が可能となる。

Web動画 II-30
サンゴ状結石の摘出

■ 併用の欠点
- 欠点は尿管アクセスシースによる尿管粘膜の損傷である。これは硬性尿管鏡を出し入れしているときに起きる。硬性尿管鏡を尿管アクセスシースに挿入するときは，必ずシースを手で保持した状態で挿入しないと尿管アクセスシースの先端を押すことにより，尿管粘膜の損傷を起こす可能性がある。
- 尿管アクセスシースは尿管の走行に沿って蛇行しており，硬性尿管鏡だけ保持して挿入すると尿管アクセスシースが押されてしまう。
- 硬性尿管鏡の挿入時に抵抗がある場合は軟性尿管鏡に変更したほうがよい。

Ⅱ TULの機器と使用方法

軟性尿管鏡の基本的使用法

軟性尿管鏡の特徴

- 尿管鏡はTULには必須の機器である。軟性尿管鏡が登場後に腎盂内の操作が可能となりf-TULを可能としたように，軟性尿管鏡の特徴は屈曲性である。
- 硬性尿管鏡と反対に，軟性尿管鏡のメリットは到達範囲が広く，各腎杯に到達可能で，特に下腎杯に到達可能である点である。また尿管内でも，屈曲した尿管でも視野がとれるため有効性が高い。
- デメリットは，①硬性鏡に比べ画面の解像度が低い，②内腔（鉗子孔）が狭い，③耐久性が低いことである。
- また内視鏡の操作としては硬性鏡が回転と前後の動きの2次元に対して，軟性鏡は回転，前後の動きに加え内視鏡の屈曲が加わり3次元となる。さらにレーザーファイバーやバスケットの操作が加わり動きは複雑になる 表1 。

軟性尿管鏡の種類

- 軟性尿管鏡は「ファイバースコープ」と「電子スコープ」の2種類がある。
- ファイバースコープは細径である点と廉価である点で，電子スコープは画面の解像度の点で優れている。
- 操作孔はすべて3.6Frで共通であるが，内視鏡の湾曲角度は異なっている。最近の軟性尿管鏡はup，downとも270°まで可能なものが多い。
- 径や解像度のほかには，シャフトの硬さが重要である。
- シャフトのコシが強いと，内視鏡にトルク（回転）をかけたときの追従性が高くなり，片手で内視鏡の動き（前後や回転）を微細にコントロールできる。しかし強い力を加えると破損の可能性がある。
- 逆にシャフトのコシが弱い場合は，多少無理な力がかかっても破損が少ないため，軟性尿管鏡の使用を開始する際にはシャフトが柔らかめのほうがよいと思われる。
- 2014年にはさらに細径化されたファイバースコープと，電子スコープや操作孔を2つもった内視鏡も発売され，今後のさらなる進歩が期待される 表2 。

表1 硬性鏡と軟性鏡の動き

硬性鏡	・2次元：回転と前後の動き
	・内視鏡操作はTURと同じ
軟性鏡	・3次元：回転，前後，屈曲
	・＋レーザー（前後）
	・＋バスケット（前後，開閉）

表2 各種軟性尿管鏡の種類と特徴

	製造元	製品番号	有効長(cm)	先端外径/挿入部径(Fr)	操作孔(Fr)	視野角(°)	湾曲角(°)
ファイバースコープ	OLYMPUS	URF-P5	70	5.3/8.3	3.6	90	180/275
		URF-P6	67	4.9/7.95	3.6	90	275/275
	STORZ	Flex-X2	67	7.5	3.6	88	270/270
	WOLF	Viper-M	68	6/8.8	3.6	85	270/270
		Cobra-M	68	9.9	3.3+3.3	85	270/270
デジタルスコープ	OLYMPUS	URF-V	67	8.5/9.9	CCD	90	180/275
		URF-V2	67	8.4	CCD	80	275/275
	ACMI	DUR-D	65	8.7/9.3	CMOS	80	250/250
	STORZ	Flex-XC	70	8.5	CMOS	90	270/270

軟性尿管鏡のセッティング

①手洗いを行い，ガウン，グローブを装着した後に，必ず手術開始前に内視鏡の画面を肉眼で確認しておく。内視鏡を明るい方向（天井のライトなど）に向けて，画面の曇りやドット欠け，視野欠損などを確認する 図1 。
②ファイバーのセッティングは，光源ケーブル，ビデオヘッド，灌流用ルートを装着する。術中に緩んでこないようにきちんと装着する。
③ビデオヘッドはなるべくヘッドの軽いもの，ビームスプリッター型を使用する。重いヘッドでは軟性鏡の操作に支障をきたす。
④ヘッドを装着した後にヘッドを「LOCK」のポジションとし，内視鏡のヘッドの向きが固定されていることを確認する 図2 。多くのファイバー型軟性鏡では画面に12時方向のマーキングがあるので，これを正しい方向に調整しておく（硬性尿管鏡では「FREE」のポジションで使用する）。
⑤光源ケーブルを装着する。

Web動画 II-31
軟性尿管鏡ヘッドの「LOCK」ポジション

⑥灌流用ルートを装着する。このとき当院では 図3 のようなYアダプターを使用している。このパーツのメリットは2種類の機器が挿入できることである。 図4 のように，レーザーとバスケットカテーテルが同時に使用可能であり，バスケットカテーテルで把持した結石が尿管などにスタック（陥頓）した場合に，レーザーファイバーを追加して挿入が可能である。

⑦以上のセッティングが終了した後に，ホワイトバランスをとり，軟性尿管鏡のフォーカスを確認する。

図1 軟性尿管鏡の確認

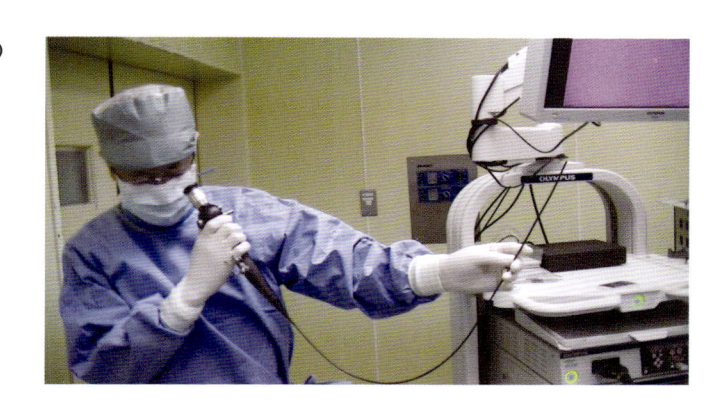

図2 カメラヘッドのポジション

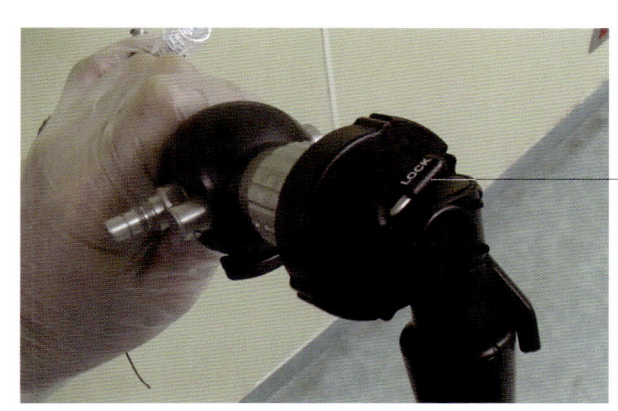

LOCKのポジションに合わせる

図3 Yアダプター

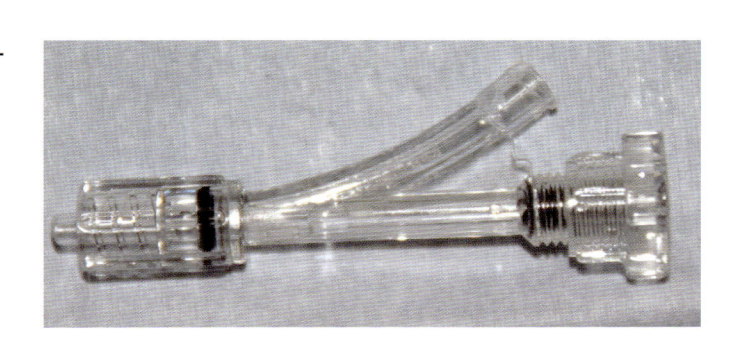

図4 Yアダプターによる
レーザーとバスケット
カテーテルの同時使用

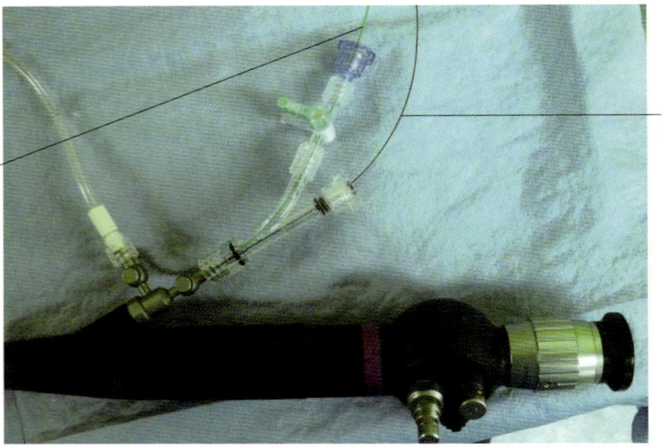

バスケット
カテーテル

レーザー
ファイバー

軟性尿管鏡の操作法

■ 姿勢

- 姿勢の保持は軟性鏡の操作を効率よく行うために重要である。
- 座位で行う方法と立位で行う方法がある。

座位で行う方法

- 重要な点は，軟性鏡を一直線にして屈曲させないようにすることである 図5 。このようにすると手元の動きが軟性鏡の先端のトルクに伝わることと，片手で保持した場合に内視鏡の動きがぶれないことが利点である。内視鏡のシャフトの硬さによっても感覚が異なる。以上の理由から，著者らは座位で行っている。
- 座位の場合は，滑車の付いた椅子が必要である。スムーズに動くことが必要であり，また自分で高さを調節できるものを使う 図6 。

立位で行う方法

- 立位で行う方法もある。立位の長所は全身を使いやすくなるので，リズムよく軟性鏡の出し入れができることである。
- 短所は，前述のように軟性鏡での先端のトルクのかかりかたが弱いことであるが，軟性鏡のシャフトが硬いものであればコントロール可能である。また長時間の手術には向かない。

■ 内視鏡の保持，機器のセッティング

- 内視鏡を持つ手はどちらでもよい。AUAのトレーニングコースでは右手用，左手用のプログラムが用意されている。
- 軟性鏡は左右対象にデザインされていることが多い。光源ケーブルの位置，ポートの位置によりやや使いやすさが異なるが，大きな差異はない。
- 拇指で軟性鏡のアングル方向の動きを操作し，手掌と残りの4指でシャフトを保持する。この内視鏡を保持する手により，体の向きが決まり，機器のセッティングも決定される(p.70 図1 参照)。

Web動画 II-32
軟性尿管鏡の直線化

AUA
American Urological Association
米国泌尿器科学会

図5 内視鏡の直線化

✕ 尿管鏡が屈曲してはダメ

尿管アクセスシース
尿管鏡

○

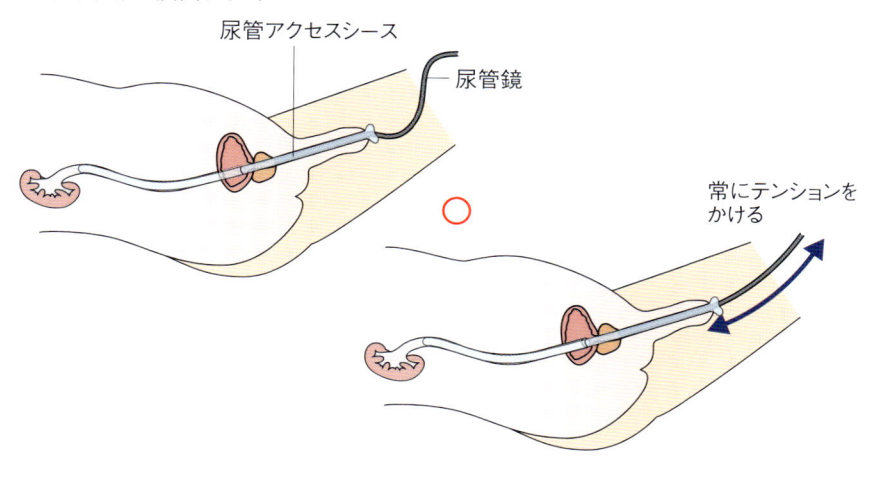

常にテンションをかける

図6 座位用の椅子

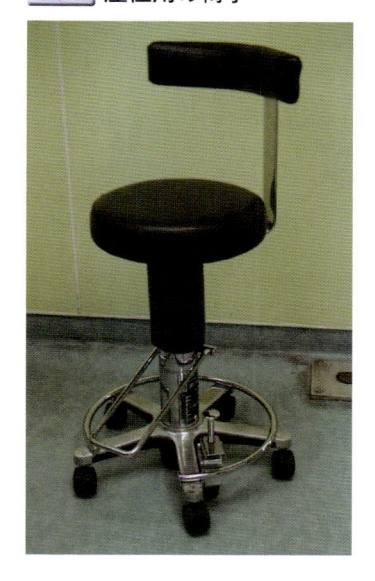

図7 軟性尿管鏡操作で重要な2つの軸

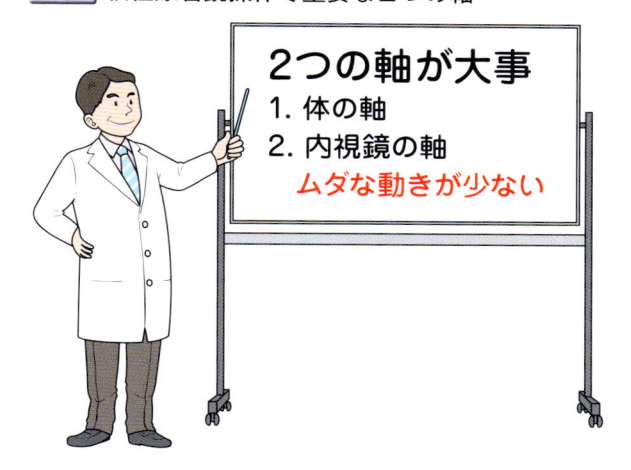

2つの軸が大事
1. 体の軸
2. 内視鏡の軸
　ムダな動きが少ない

軟性尿管鏡の操作の基本

- 軟性尿管鏡の操作にあたり2つの軸が重要になる。**図7**に示すように1番目は体の軸，2番目は内視鏡の軸である。
- 1番目の体の軸は術者の体の軸であり，内視鏡を出し入れする際には体の回転で内視鏡を出し入れし，体を前後に動かしたりして体重移動をしないことである**図8**。

- 2番目の内視鏡の軸は，尿管アクセスシース(UAS)の延長線上に一直線のイメージで内視鏡を置き，操作する．軟性尿管鏡で重要なことは内視鏡を直線化して使用することである．尿管鏡がたるんだ状態にせず，内視鏡を把持する手とUASを把持する手の両方にややテンションがかかった状態で操作すると内視鏡にトルクがかかり，操作性が向上する 図9 。
- 硬性尿管鏡はTURの手術と同様に回転と前後の動きであるのに対し，軟性尿管鏡では回転，前後，屈曲の3次元であり，さらにレーザーファイバーの前後の動きやバスケットの前後や開閉の動きが加わるため，操作が複雑になる 表1 。

UAS
Ureteral access sheath

軟性鏡の操作を行う手の動き

- 軟性尿管鏡では左右の手を連動させて動かすことが重要で，それぞれの手に役割がある．ここでは右手で軟性鏡を把持した場合で説明する．左手で把持する場合は逆になる．

右手の役割

- 軟性鏡は把持した手での役割は
① アングルをかける．
② 尿管アクセスシースと内視鏡の軸を一致させて回転させる．
③ 尿管アクセスシースに沿って頭側，尾側方向に動かす．
- 特に③は左手がバスケットカテーテルを把持した場合に内視鏡を動かすことが可能となり微調整が可能となる．

Web動画 Ⅱ-33
軟性尿管鏡のアングル：上下

Web動画 Ⅱ-34
軟性尿管鏡の右手の動き

図8 体の軸

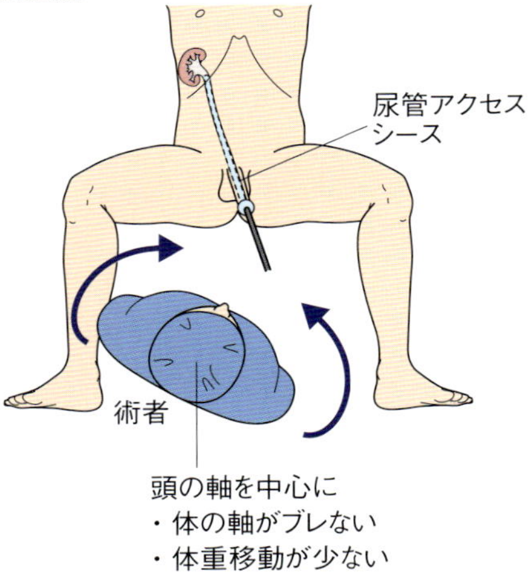

術者
頭の軸を中心に
・体の軸がブレない
・体重移動が少ない

尿管アクセスシース

図9 内視鏡の軸

尿管アクセスシース

・内視鏡の軸がアクセスシースの軸と一致

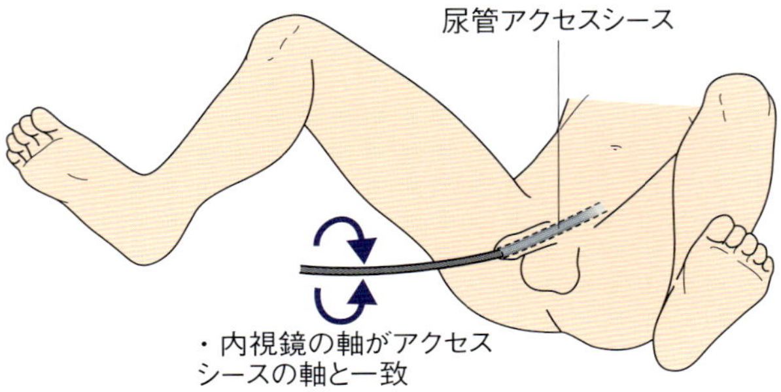

左手の役割
①尿管アクセスシースと軟性鏡のシャフトの両方を把持する。
　第4指（薬指）と第5指（小指）で尿管アクセスシースを把持し，第1指（親指）と第2指（人差し指）で軟性尿管鏡のシャフトを軽く把持する。軟性鏡の前後の動きはこの左手の指で調節を行う。

②レーザーファイバーを前後に動かす。
　第1指（親指）と第2指（人差し指）でファイバーを前後させる。ある程度なれてくるとレーザーで破砕しながらファイバーを動かすことができるようになる。これは初心者には内視鏡の破損の危険性があるため，推奨しない。

③バスケットカテーテルの把持を行う。
　バスケットホルダーに固定されたバスケットカテーテルを把持し，バスケットを開閉し，結石を把持する。

Web動画 Ⅱ-35　軟性尿管鏡の左手の動き

Web動画 Ⅴ-37 参照　軟性鏡バスケット摘出

軟性尿管鏡の挿入法

- 基本的に2種類の方法がある。①UASを併用し，その中から挿入する方法，②UASを使わずに軟性尿管鏡を挿入する方法（ダイレクトインサーション）である。
- 通常は前者を用いて操作する。

UASを併用する挿入法

- 軟性尿管鏡操作では基本的にUASを併用する（尿管アクセスシースの挿入法はp.24参照）。
- 軟性尿管鏡の挿入時にはUASの長軸に沿って，内視鏡を保持する手と反対の手で内視鏡の先端を保持し，軟性鏡をゆっくりと進めていく 図10a。
- UASの先端で，尿管の内腔が確認できる場合は軟性鏡をそのまま挿入していく 図10b。
- UASの中心に内腔が見える場合はそのまま挿入するが，やや側方に見える場合は軟性鏡の回転 図10c，またはアングルをかけながら挿入する。
- 内腔が確認できない場合があるが，その原因は 図11a のようにUASの先端が尿管壁に当たっているためである。この場合は少しUASを引き抜きぎみにすると尿管の内腔が見えてくる 図11b。
- UASを越えて軟性鏡を尿管内で進めていく際には，軟性鏡の回転とアングルを用いて常に内腔が視野の中心になるように進めていく 図12。
- UASを併用時は，軟性尿管鏡とUASの間からの灌流量を確認する必要がある。
- UASが有効であれば灌流量が多く視野も良好なことが多いが，UASの先端よりも頭側に狭窄がある場合は，灌流量も少なく視野も不良になる。腎盂内圧が上昇していないかを常に確認しておく必要がある。

Web動画 Ⅱ-36　尿管から腎盂への軟性尿管鏡の挿入

Web動画 Ⅱ-37　軟性尿管鏡挿入時のシース引き

Web動画 Ⅱ-38　軟性尿管鏡の回転

図10 軟性尿管鏡の内視鏡画像

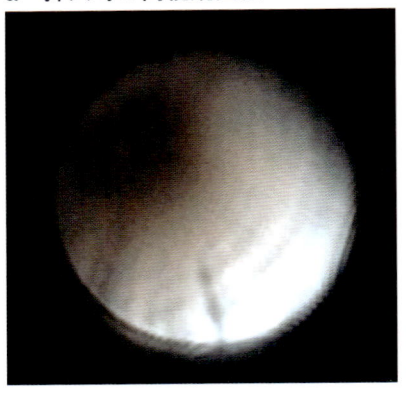

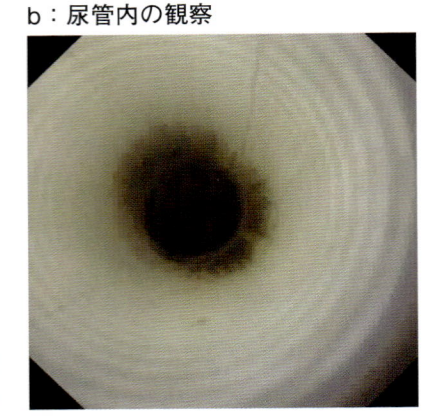

a：挿入時の内視鏡画像

b：尿管内の観察

c：軟性尿管鏡を回転した画像

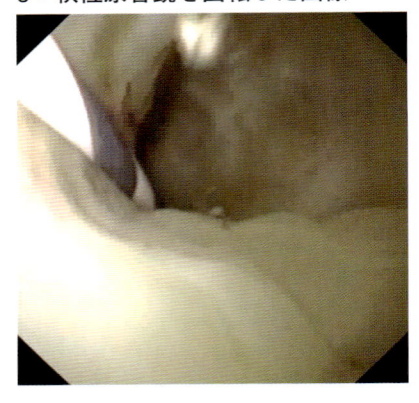

図11 内腔が確認できない場合の原因と対応

a：アクセスシースの先端が尿管壁に先あたりしていると内腔が確認できない

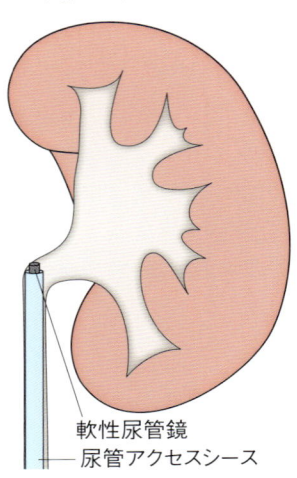

b：アクセスシースを数cm引き抜くと内腔が確認できる

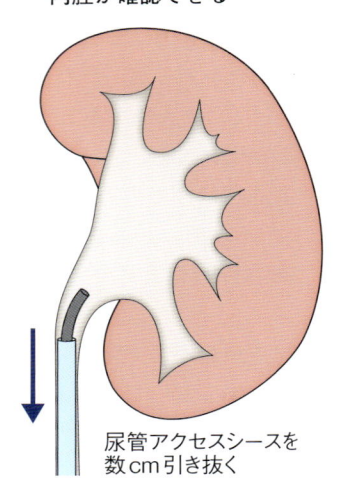

軟性尿管鏡
尿管アクセスシース

尿管アクセスシースを数cm引き抜く

ダイレクトインサーション（direct insertion）

- ダイレクトインサーションはUASを使わずに軟性尿管鏡を挿入する方法である。
- 適応は，①UASが挿入不可能な場合で，結石が小さい場合と，②結石がR1とR2の区別がつかない場合である。

UASが挿入不可能な場合で，結石サイズが小さい場合

- UASが挿入不可能な場合は，尿管ステントを留置し，後日再TULを行う方法もあるが，結石サイズが小さい場合には，レーザーによりdusting（砂状に細かく破砕する）のみ行い，自排石を期待して摘出しない方法もある。

結石がR1とR2の区別がつかない場合

- この場合には，まず治療の適応があるかを判断するために，観察のみを行う。腎盂，尿管内を観察してから方針を決定する場合にダイレクトインサーションを施行する。
- あらかじめガイドワイヤーを留置してから，それに被せて挿入する方法と，軟性尿管鏡のみで挿入する方法がある。
- 前者では尿管が直線化されているため，比較的容易に挿入できるが，ガイドワイヤーにより軟性尿管鏡の内腔が狭くなり，灌流液の流量が低下するため，視野が不良になる。
- 後者では，尿管口の方向や狭さなどにより施行できない症例もある。また軟性尿管鏡のシャフトが硬いほうが挿入しやすい。内視鏡のコシが弱いときはガイドワイヤーを挿入するとコシが強くなる。
- 両者に共通して挿入時に大事なことは，軟性尿管鏡を一直線にして挿入していくことである。

尿管内での尿管鏡の操作

- 良好な視野をつくることが重要である。
- まずUASの先端の位置が重要である。軟性尿管鏡の屈曲する部分を考えて，UASの先端は結石存在部の手前5〜8cmとする。結石直下までUASを挿入すると軟性尿管鏡のアングルがきかなくなる 図12。
- また軟性尿管鏡をUASの間からの灌流液の排出を確認する。注入量に比して排出量が少ない場合は腎盂内に尿が貯留し，腎盂内圧の上昇をきたすため危険である。術者も助手も一番気を付けなければいけないことである。
- 軟性尿管鏡の視野の確保には"アングル"と"回転"があるが，後者を使うことが大切である。
- 内視鏡を把持する手の動きについては，軽度の回転であれば手首の回転で，次に肘からそして体軸を回転させて内視鏡を回転させる。ほぼ360°の回転が可能である。

- 多くの軟性尿管鏡は，画面の7時方向に挿入したデバイスが出てくるので，この部分に目的の部位がくるように軟性鏡を動かす必要がある 図13 。
- また反対の手は，拇指と示指で軟性鏡をかるく持ち，残りの指で尿管アクセスシースを把持する。この動きで軟性鏡の前後の動きを調節できる。この手がバスケットなどの操作を行っているときは，内視鏡が一直線であれば，内視鏡を把持した手のみで前後の調節が可能となる。

図12 尿管内腔を中心に見るためのポイント

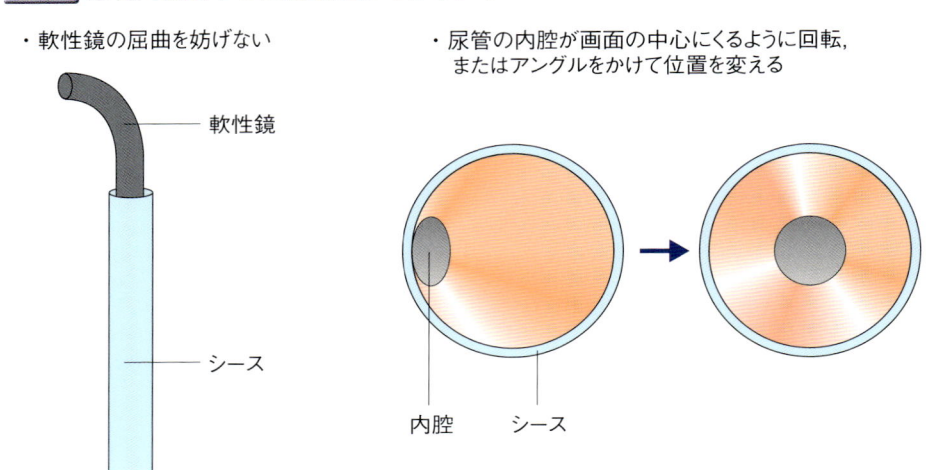

・軟性鏡の屈曲を妨げない
・尿管の内腔が画面の中心にくるように回転，またはアングルをかけて位置を変える

軟性鏡
シース
内腔
シース

図13 軟性鏡の回転による尿管内での破砕

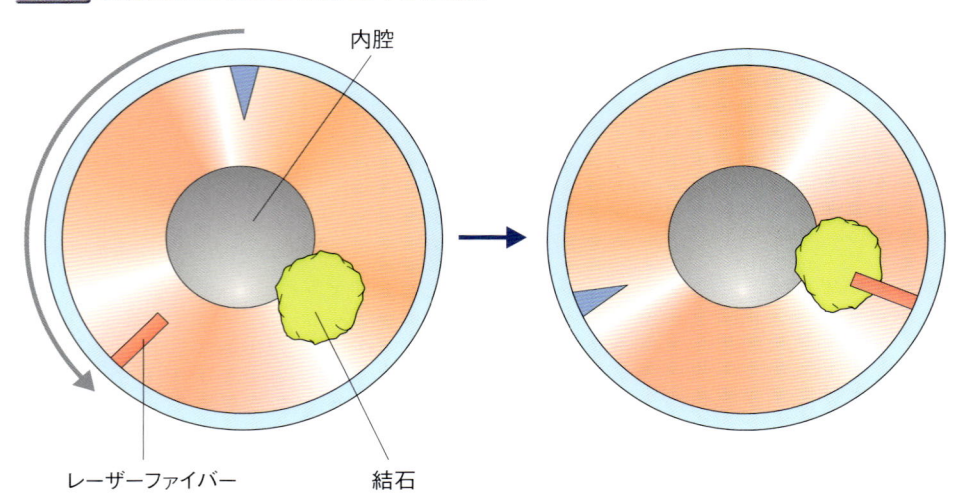

内腔
レーザーファイバー
結石

腎盂内での尿管鏡の操作

- 腎盂内に到達したときに腎盂内の視野が不良の場合には吸引を行う。
- また吸引と洗浄を繰り返して，良好な視野が得られるようにする。混濁したまま手術を続行すると腎盂内圧が上昇した場合に，細菌などが逆流するためである。
- 腎盂内での軟性鏡の操作は腎盂の軸を意識する必要がある。
- 図14 のCTのように，腎盂の軸は"ハの字"型になっており，左右の腎盂内の操作では，基本の角度を把握しておく。
- この場合，尿管からそのまま挿入すると上腎杯に到達し，軽度アングルをかけると中腎杯に，さらにアングルをかけると下腎杯に到達する。この軸を基準として腹側，背側の腎杯が区別できる。
- 最初に腎盂に到達した場合は，上腎杯，中腎杯，下腎杯の順で観察していく。
- また腎盂の操作では術中の内視鏡画面でエアーバブルの位置を見ておくと，腹側と背側の位置関係がわかりやすい。結石破砕時は，通常背側に結石が下降するため，背側の腎杯を最初に観察する（尿管アクセスシースの挿入法はp.24を参照）。
- 右手で内視鏡を保持した場合は左手で軟性鏡の先端を持ち，UAS内に挿入する。このとき軟性鏡のシャフトに強い力がかからないように優しく挿入する。

Web動画 II-39 腎盂の混濁

Web動画 II-40 軟性尿管鏡の吸引手技

Web動画 II-41 腎盂の清澄

Web動画 II-42 腎盂の観察

図14 腎盂内での操作のポイント

a：腎盂の軸を意識する

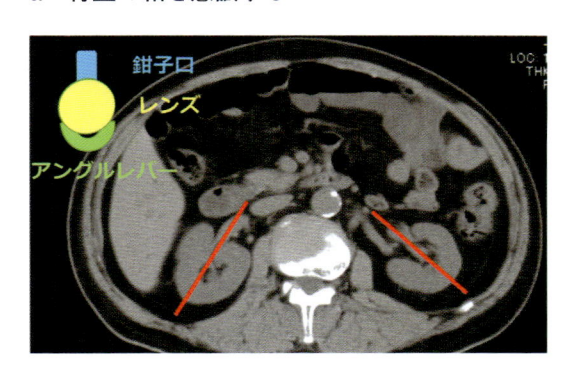

b：腎盂の軸とレーザーファイバーの出方に注意する

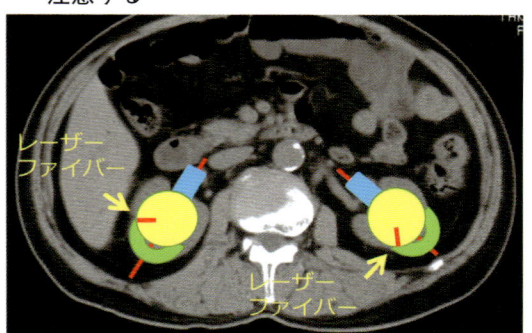

軟性尿管鏡による結石の破砕と摘出

■軟性尿管鏡下での破砕
- 基本的にレーザーによる破砕である。
- 前述のように，尿管アクセスシース内に軟性鏡を挿入してからレーザーファイバーを内視鏡の中に挿入する。
- 内視鏡に挿入したらすぐにエイムビームを"ON"にしておくと，内視鏡先端にレーザーファイバーが近づくと画面上でビームが確認できる。急にファイバーが出てきて，シース先の尿管粘膜を損傷することを防ぐことができる。

■レーザーによる破砕
尿管内での破砕
- レーザーファイバーは7時の方向から出てくることが多い。このため画面上の3〜4時方向に結石があった場合には，内視鏡を 図13 のように90°前後回転させてレーザーファイバーが結石にうまく当たるようにする。このように尿管内では回転と屈曲を用いてレーザーファイバーの先端を目的の場所に置くことが必要である。
- 尿管では破砕するスペースが狭いため，尿管壁にレーザーが照射されないように注意をする。尿管粘膜にレーザーが当たると尿管狭窄の原因となる。

腎盂内での破砕
- 腎盂内では，軟性鏡の7時方向にデバイスが出ることが重要となる。
- 左側の場合には，結石は背側にあることが多いため把持しやすいが，右側の場合には破砕や把持しにくくなる。
- 破砕しにくい場所の場合には，reposition（他の腎杯に移動する）（p.36, 118参照）を行う。
- 破砕でのレーザー設定も重要である。

■バスケットカテーテルによる摘出
- バスケットカテーテルは，レーザーファイバーと異なり，尿管アクセスシース内でなくても挿入が可能である。しかし挿入時に尿路の粘膜損傷を起こすことがあるので気を付ける必要がある。
- 通常使用するバスケットカテーテルではポートからの長さを覚えておくとよい。

■結石摘出後の腎盂の観察
- 結石治療の終了後は腎盂の観察を行い，残石がないことを確認したうえで，砂状結石の吸引を行う。

Web動画 II-43
術後の腎盂観察

III 使用機器の配置とスタッフの配置

使用機器の配置

- 手術室のレイアウトは 図1 のように配置する．右手で内視鏡を把持する場合は左手で尿管アクセスシースを保持することになり，左肩が前の斜位となる． 図1a は右手で軟性鏡を持ったときの配置であり，左手で軟性鏡を持った場合は左右が逆転した配置となる 図1b ．
- レイアウト上で大切なことは透視モニターと内視鏡画面を同じ方向に配置し，術者が同じ方向で画面を確認できるようにすることである．また術者の体の向きと視線が同一方向になることが重要であり，内視鏡画面を見るときに体がよじれてしまうことがないようにする 図2 ．

透視モニターとビデオモニター

- 術者が両方同時に見えるように配置する 図3 ．
- 透視画面とCアームは反対側に配置したほうが，バランスがよい．

図1 手術室の配置

a：内視鏡右手把持の場合　　b：内視鏡左手把持の場合

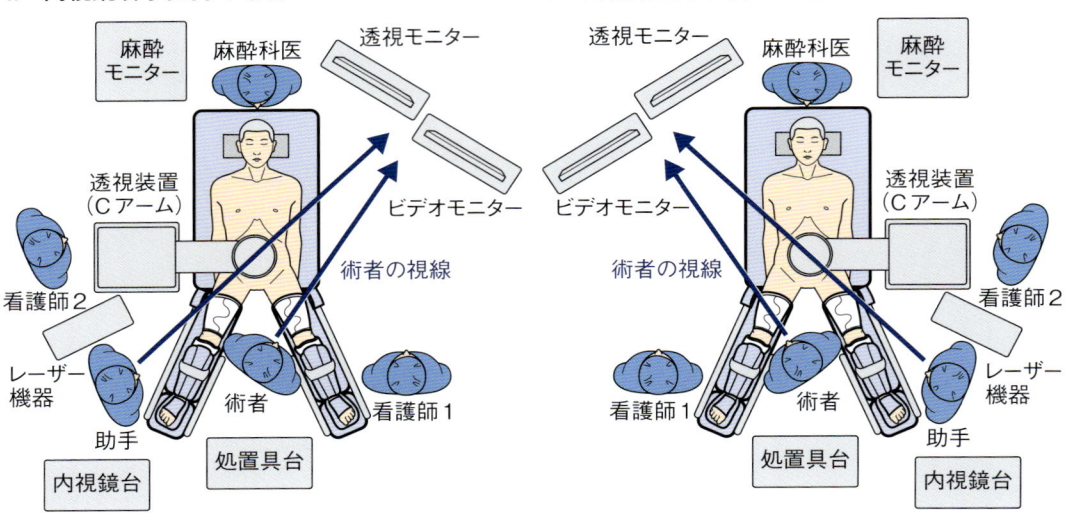

図2 体の軸（左側結石の場合）

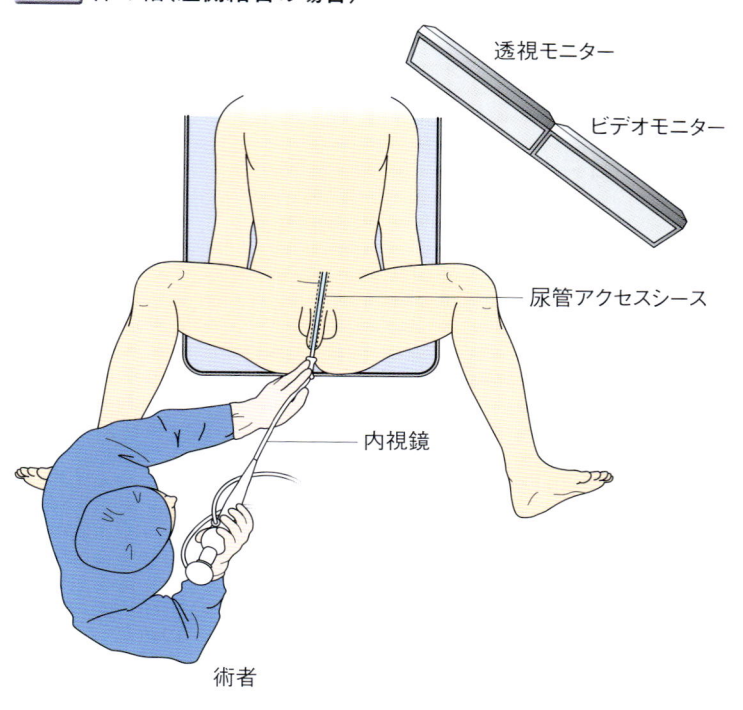

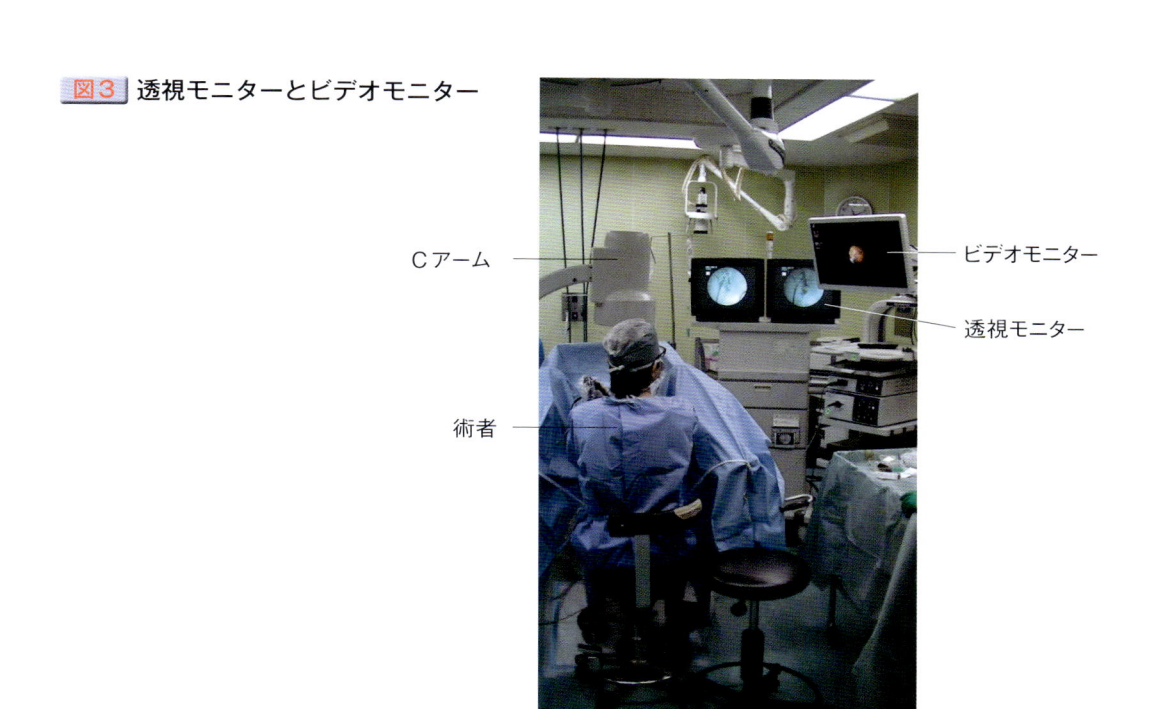

透視モニター
ビデオモニター
尿管アクセスシース
内視鏡
術者

図3 透視モニターとビデオモニター

Cアーム
ビデオモニター
透視モニター
術者

III 使用機器の配置とスタッフの配置

器械台

- 当院での準備について述べる。器械台は2台使用している。1つは尿管鏡専用であり 図4 ，尿管鏡の破損を予防するために別のワゴンに置いている。
- 尿管鏡の上に鉗子や膀胱鏡などを置くと内視鏡の破損につながるため，常に尿管鏡と収納場所を意識しておく。また内視鏡に接続するアダプターは内視鏡と同じ台に置く 図5 。

図4 処置台 — 尿管鏡専用台

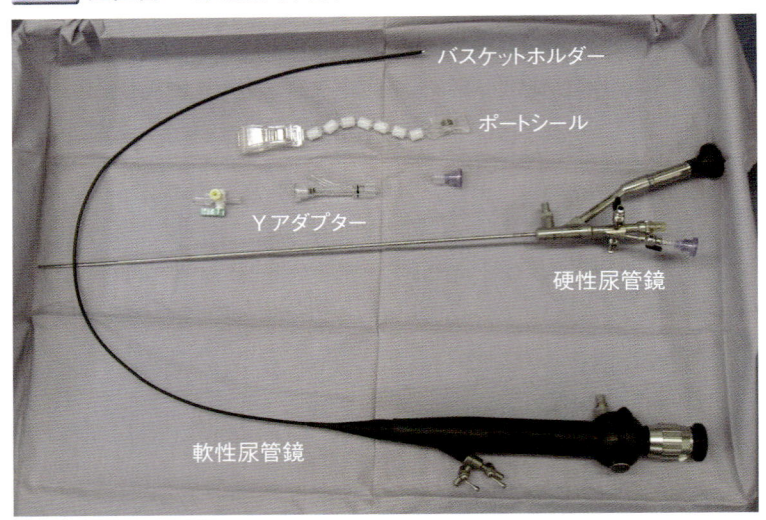

図5 アダプター類

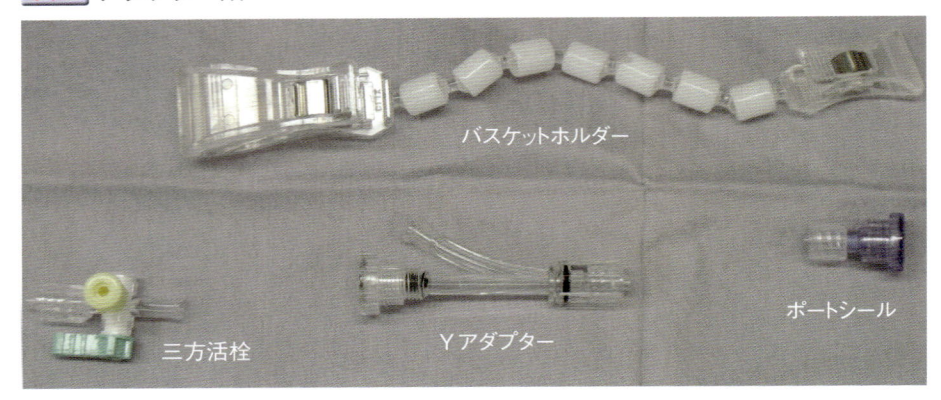

- もう1つの処置台にはそのほかの器具を載せており，膀胱鏡，生理食塩水用カップ，造影剤用カップ，消毒，鉗子類，絹糸（尿管アクセスシース固定用）図6などであり，助手のフラッシュ用の20mLシリンジを2本準備している 図7 。造影剤はウログラフィンをあらかじめ20mL準備しておく。

図6 処置台 — 尿管鏡関連以外の機器

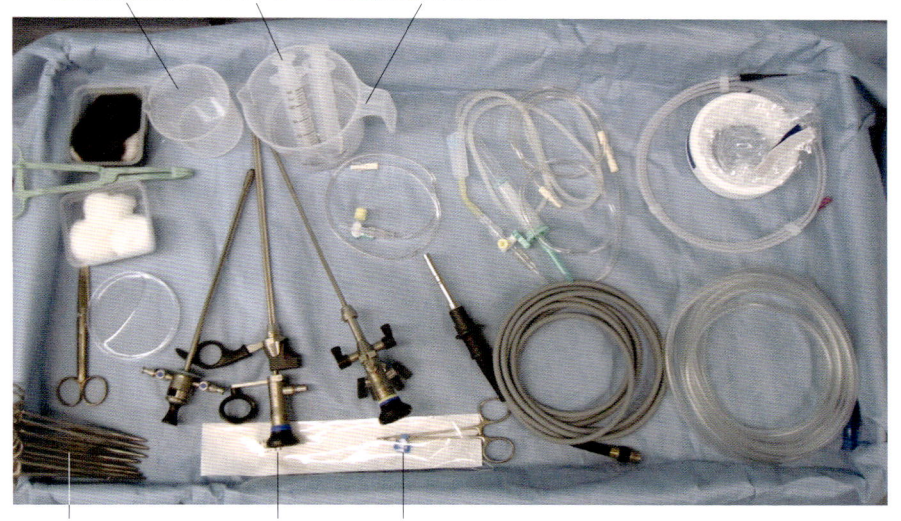

造影剤用カップ　シリンジ　生理食塩水用カップ

鉗子類　　膀胱鏡　　絹糸

図7 フラッシュ用の器具

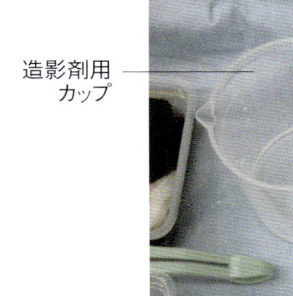

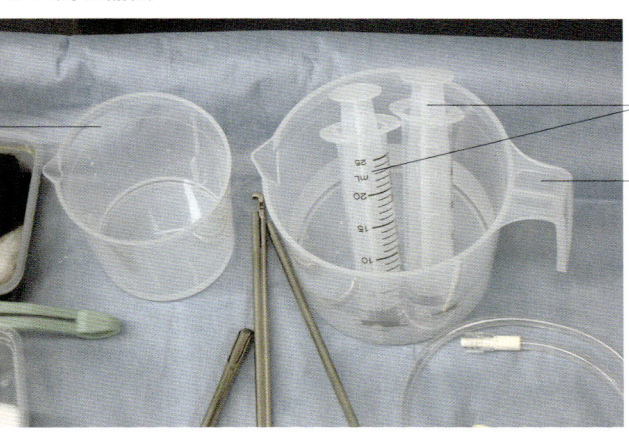

造影剤用カップ

20mLシリンジ

生理食塩水用カップ

- そのほかは灌流用ルート，ガイドワイヤー，カメラ用スリーブ，光源用コード，吸引用チューブである 図8 。カメラ用スリーブは必須ではないが，カメラヘッドを毎回滅菌しないことで機器を長く使える目的で使用している 図9 。

図8 そのほかの機器

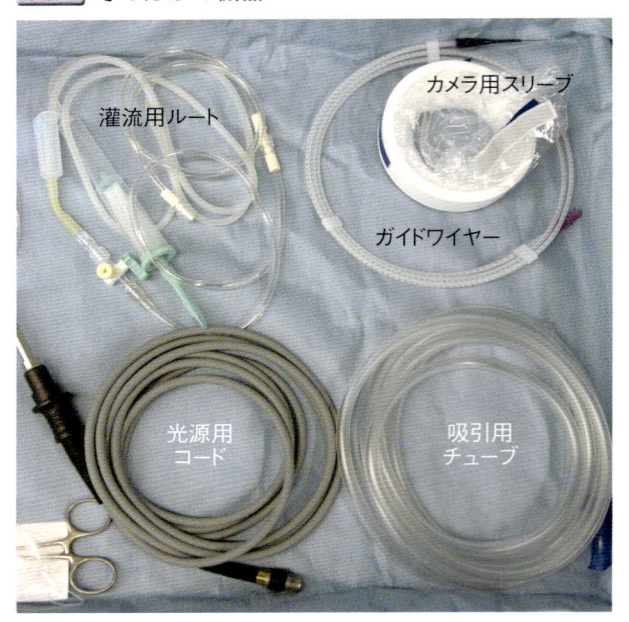

図9 カメラ用スリーブと軟性鏡ヘッドカバー
a：カメラ用スリーブ　　b：軟性鏡ヘッドカバー

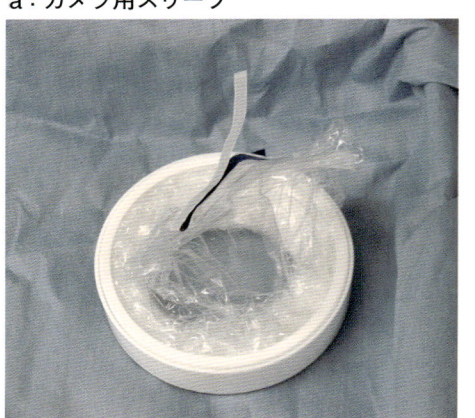

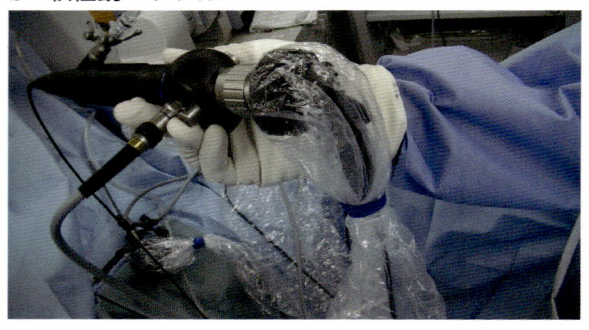

図10 レーザー本体の配置

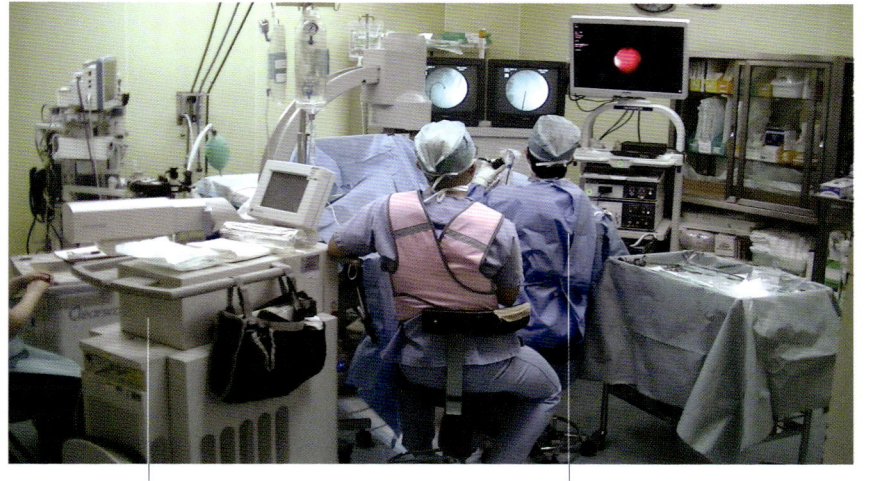

レーザー本体　　　　　　　　　　術者

■ レーザー本体
- 図10 のように，なるべく術者の近くに配置する。レーザーファイバーがディスポーザブルの場合には，ファイバーが短くなると術者の内視鏡操作に支障をきたすためである。

必要な人員
- 術者の他に清潔操作を行う助手がいると手術がスムーズに進行する。
- そのほかに麻酔担当の医師，また手術室のメディカルスタッフの協力も非常に重要である。

助手の役割
- 術者1人と外回りの看護師のみでも手術は可能であるが，清潔操作を行う助手がいると効率的に手術を進行できる。助手は必ずしも医師である必要はなく，経験を積んだ看護師でも可能である 図11 。
- 助手の役割は，①灌流液のコントロール，②レーザーファイバーやバスケットカテーテルの挿入の補助，③内視鏡変更の際のケーブル着脱の補助，④尿管ステント挿入の補助，などである。

■ 灌流液のコントロール
- 尿管や腎盂内ではなるべく自然滴下で行うが，破砕時では視野確保のため，フラッシュが必要となる。これは術者の意図をくんで行う必要があり，

術者がフットペダルを踏んだ瞬間に少量ずつフラッシュするなどの工夫が必要である。前述のように20mLのシリンジまたはSAPS™(Single Action Pumping System) 図12 を使用し，画面を確認しながら少量ずつ灌流液をフラッシュする 図13 。

- この際に助手は灌流液のドレナージと内視鏡画面上で尿路の拡張の度合いをみて灌流の量や強さを調節する。尿管アクセスシースを挿入している場合は，尿管アクセスシースと内視鏡の間から灌流液がきちんと返ってきているかの確認が必要である。
- 水をたくさん入れるというよりも，少量の灌流液で水を動かし視野を確保するというイメージで行う。灌流が良好で腎盂や尿管が虚脱する場合は，量や頻度を増加させてもよい。
- 抵抗がある場合は，術者に報告し，操作を中止して灌流不良の原因を確認し，吸引などを行う必要がある。
- 灌流の強さは3段階に分けて調節する。

①一番弱く押す：バスケットで把持するとき(結石が動くと把持しにくい)，腎盂内圧を上昇させたくないとき，腎盂内を観察するとき，レーザーで破砕するとき。

②中間：尿管アクセスシースから腎盂に進めるとき，把持した結石を尿管アクセスシース内まで移動するとき，腎盂内で結石を移動させるとき(reposition)。

③比較的強く押す：ガイドワイヤーを内視鏡の中に留置し，腎盂から膀胱内まで観察するとき，内視鏡にレーザーとバスケットが両方入っているとき，尿管アクセスシースを腎盂または上腎杯に上げて，腎盂内の小結石(small fragment)をフラッシュアウトするとき(腎盂や腎杯に残った0.5mm以下の砂状の結石を排出させる目的で行う)。この場合は必ず灌流の状態が良好の場合に限られる。

- 注意点は腎盂内圧を上昇させずに，良好な視野を確保することであり，灌流は必要最低限にすることである。この操作を誤ると敗血症や腎盂破裂などの重篤な合併症につながる。
- 尿道や膀胱内での内視鏡操作は灌流液に圧をかけて視野を確保してもよい。

レーザーファイバーやバスケットカテーテルの挿入の補助

- レーザーファイバーを準備し，生理食塩水の入ったコップの中でまずエイムビームを出し，レーザーの形状と強さを確認する(p.29 図9 参照)。この後にレーザーを生理食塩水の中で試射し，正常にレーザーが発射できるか確認する。
- 次に術者が内視鏡に挿入する際の補助を行う。術者が動かなくてすむように，術者の手元に渡す。

Web動画 Ⅲ-1
清潔下ポンピング(間欠)

Web動画 Ⅲ-2
清潔下ポンピング(連続)

Web動画 Ⅲ-3
助手によるバスケットカテーテル挿入の補助

図11 助手の位置

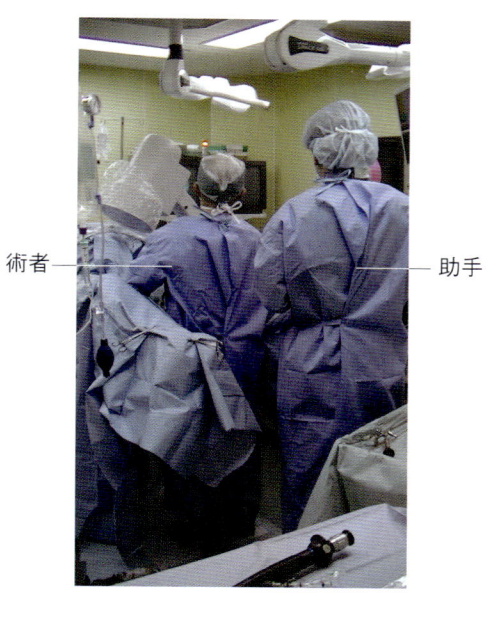

術者　　　　助手

図12 SAPS™

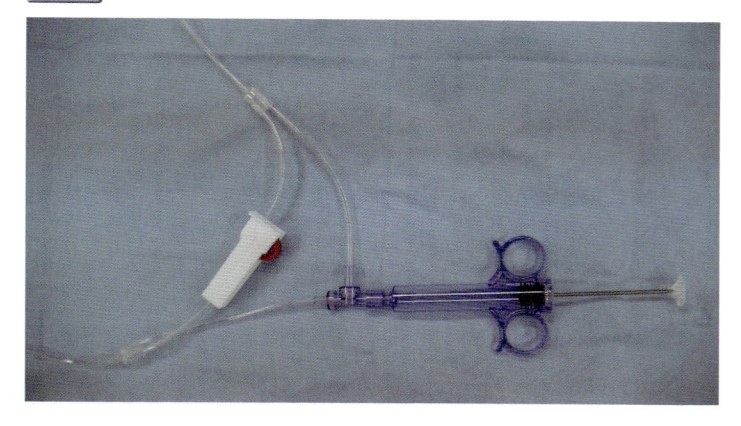

図13 助手による灌流液のフラッシュ

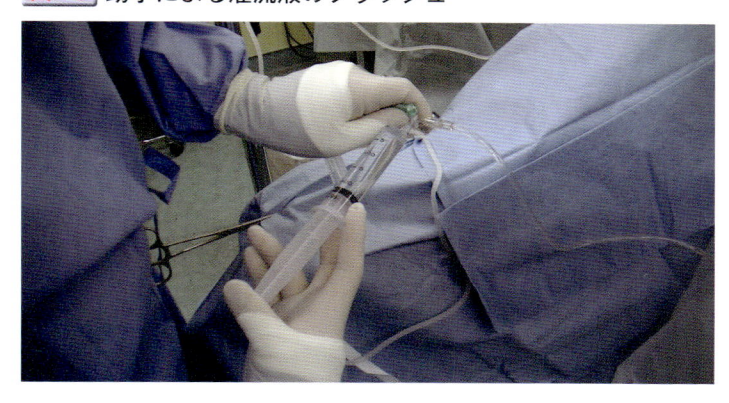

Ⅲ 使用機器の配置とスタッフの配置

77

- 術者はレーザーファイバーをセッティングした後に，術者の邪魔にならないようにレーザーファイバーをオイフに固定する。レーザーファイバーを使用しないときは，ファイバーが不潔にならないように，ループをつくりオイフに固定する(p.30 図10 参照)。
- バスケットカテーテルは開封後に正常に動作することを確認する。術者が内視鏡に挿入する補助を行う。

■ 内視鏡変更の際のケーブル着脱の補助

- 通常は膀胱鏡，硬性尿管鏡，軟性尿管鏡，膀胱鏡(尿管ステントを留置する場合)の順に変更して使用するため，光源コード，ビデオカメラヘッド，灌流液用ルート，吸引用ルートの着脱が必要である。これらの内視鏡を整頓し，コード類を手早く装着できるよう補助する。

Web動画 Ⅲ-4
助手によるケーブル着脱の補助

■ 尿管ステント挿入の補助

- 手術終了時に尿管ステントを留置する場合は，膀胱鏡や尿管ステントの準備を行う。
- 特に尿管ステント挿入時にはガイドワイヤーをしっかりと保持し，ガイドワイヤーが腎杯を貫いたり，尿管内まで引き抜けないようにする(p.38参照)。

助手のいないTUL(one person TUL)

- 助手がいない場合には術者一人でもTULは可能である。
- 灌流液のコントロールは，フットペダルで術者が行う 図14 。Peditrol® 図15 は足で灌流液をフラッシュできる機器であり，術者が行うことでone person TULが可能である。また助手でも可能である。

Web動画 Ⅲ-5
フットペダルによる灌流液のフラッシュ

図14 フットペダルによる灌流液のコントロール

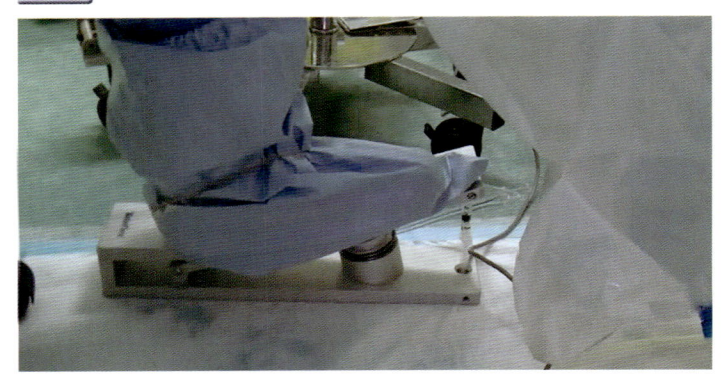

- one person TULのメリットは，①術者自身が灌流をコントロールできる，②助手が不要となる点である。
- デメリットは，①座位の保持が必要で，キャスター付きの椅子を用いること，②レーザーやリトクラスト®のフットペダルもあり，両脚を同時に操作するため煩雑である，③長時間のTULには不向きである，などである。

メディカルスタッフの役割

- メディカルスタッフの役割については，①透視のコントロール，②レーザーの設定変更，③ディスポーザブル器機（尿管アクセスシース，バスケットカテーテル，尿管ステント，必要に応じてガイドワイヤーなど）の器械出し，④手術時間の計測など手術記録を行う，⑤医師と協力して体位固定を行う，などである。
- 当院では1人の看護師が①と②を行い，③と④をもう1名の看護師が担当している。⑤は全員で協力して行っている。
- 透視のコントロールについては，透視画面を出す，またはCアームを頭側や尾側に動かし，腎臓から骨盤部を撮影することである。また手術終了後にCアームを回転させて，残石の確認を行う 図16 〔p.41「X線透視装置（Cアーム）参照〕。

Web動画 II-17 参照
Cアームの回転

図15 Peditrol® フットペダル

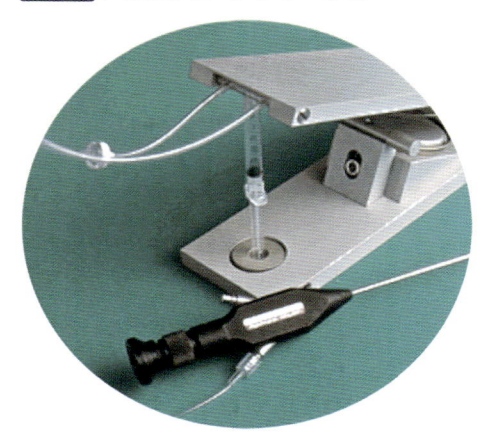

図16 残石の確認（Cアームの回転）

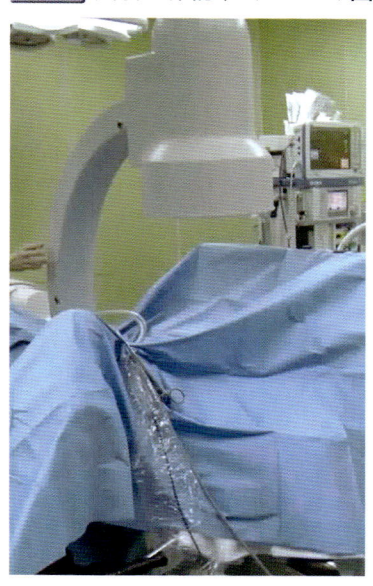

IV 術前評価と術前準備

結石の評価

■ 術前評価の方法

- まず尿路結石の確定診断が必要である。

単純X線（KUB）

- 一番簡便な方法であり，結石は白く映る。小さな結石や腸管のガスが重なると不明瞭になる 図1 。
- X線透過性の結石（尿酸結石など）は映らない。

> **KUB**
> kidney ureter bladder
> 腎尿管膀胱部単純撮影

超音波

- 結石はhyperechoicに描出され，acoustic shadowを伴う 図2 。腎臓から上部尿管と尿管膀胱移行部は描出可能である。後者は膀胱内に尿が貯留していないと描出はむずかしい。

図1 結石のKUB画像
尿管結石

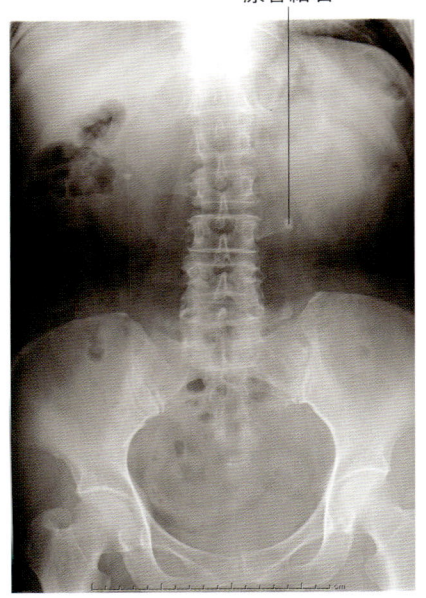

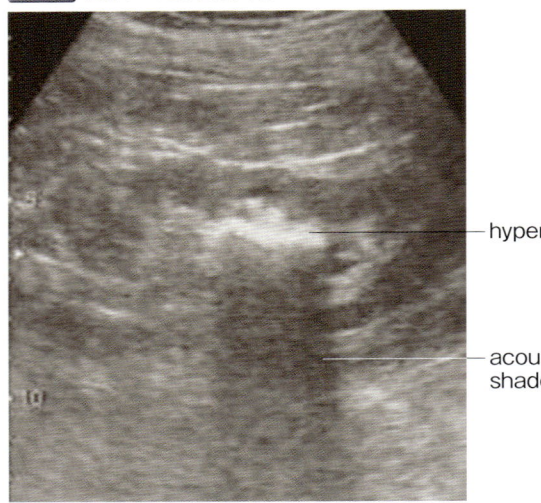

図2 結石の超音波画像
hyperechoic
acoustic shadow

- 水腎症を伴うacoustic shadowのある腫瘤であれば結石と診断できる。ただし腎皮質内のhyperechoic shadowはBertin柱による場合もあり，偽陽性を呈する場合もある。

静脈性尿路造影検査（IVU）
- 造影剤を静脈内投与して腹部X線を複数枚撮る方法である。上部尿路の形態，特に通過障害や尿路奇形などの診断が可能である 図3 。
尿管結石では結石より頭側が水腎症を呈し，stop signとなる。

CT
- 一番確実な方法であり，2015年EAUのガイドラインでは単純CT（non contrast CT：NCCT）がIVUよりも優れており，推奨されている（エビデンスレベル1a，推奨グレードA） 図4 。ただし放射線被曝の問題があり，近年では低線量のCT（low dose CT）を用いることで被曝量を減少させている 表1 。
- 肥満者（BMI＞30）を除けば，3mm以上の尿路結石についてはlow dose CTでも通常のCTと同様の診断率が得られると報告されている（2015年EAUガイドライン）。

> **IVU**
> intravenous urography

> **BMI**
> body mass index
> 体格指数

結石の大きさの評価
- 尿路結石の大きさの評価は，一番簡便なのはKUB上での測定である。通常（長径）×（短径）mmで表記する。
- またstone burdenという概念もある。複数個の結石があった場合に，すべての結石の長径の和で計算する。

図3 結石のIVU画像

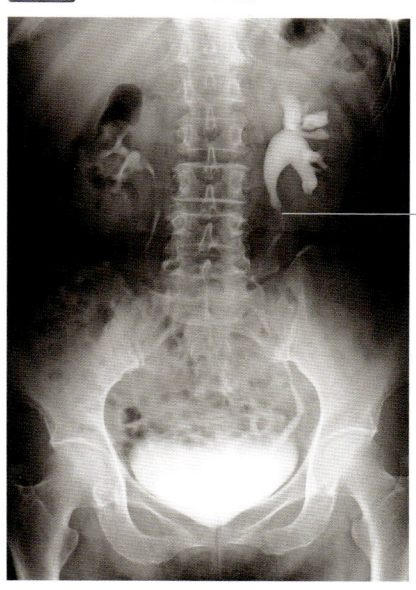

尿管結石でstop signあり

図4 結石のCT画像

a：regular dose CT

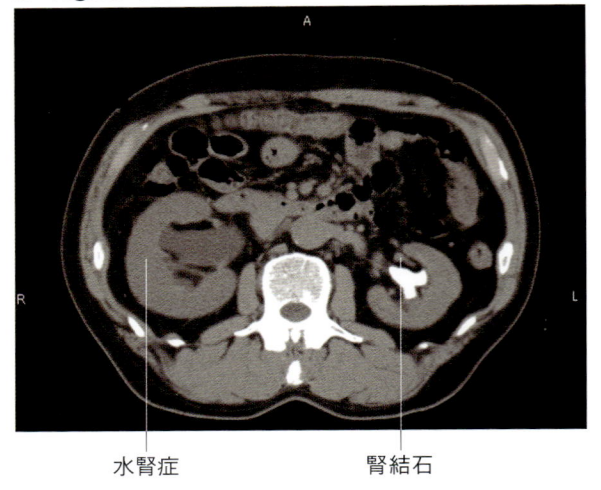

水腎症　　腎結石

b：low-dose CT（KUB 1〜4枚分）

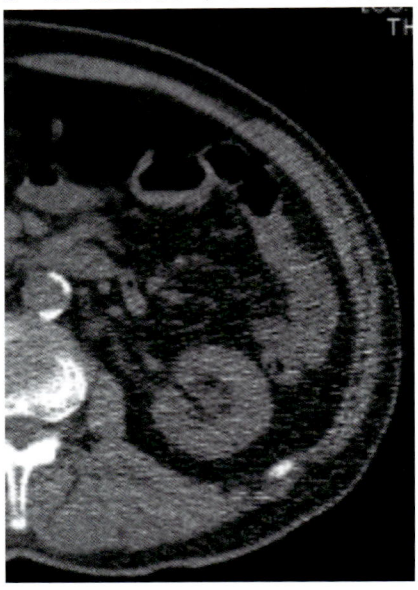

c：冠状面

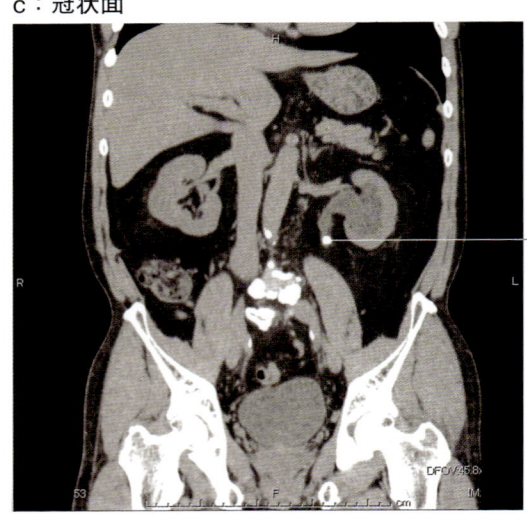

尿管結石

表1 放射線被曝量

method	radiation exposure(mSv)
KUB	0.5～1
IVU	1.3～3.5
単純CT	4.5～5
low-dose NCCT	0.97～1.9
造影CT	25～35

単純CT：KUB 5～10枚分
low dose CT：KUB 1～4枚分
造影CT：KUB 25～70枚分

（EAU-GL, 2015.より）

例えば，10×8mm，7×4mm，5×2mm，3×2mmの場合は10＋7＋5＋3＝25mmとなる 図5 。

簡便であるが，stone burdenが大きくなると，同じ値でも体積が異なることが難点である。

- CTを用いて体積を算出する方法もある 図6 。ワークステーションを使用するため煩雑であるが，TULの効果予測には一番の予測因子となる。
- 著者らの報告では，f-TULの成功因子（POD1のKUBで結石消失）はstone burdenが23mm以下，結石面積150mm^{2}以下，結石体積1,120mm^{3}以下が予測因子であり，体積がこのうち一番の予測因子であった（Ito, et al: Urology, 2012 Sep; 80(3): 524-8.）。

結石の位置の評価

- 尿路結石の位置は尿路結石診療ガイドラインに沿って区分する。
- 複数個の場合，すべての結石の位置を確認する。
- 特にCT上R1とR2の区別がつかない場合は術前に単純＋造影CTを施行し確認する。
- CT endoscopyにて術前に仮想内視鏡を行うことができる 図7 。

尿路の形態の評価

- 腎盂，尿管，膀胱の形態を把握しておくことが重要である。この場合IVUが有用である。尿管の走行や拡張の度合いなどが手術の参考になる。
- 特に尿管の狭窄がある場合にはTULは困難になるため，尿管の形態の確認が必要である。
- 尿路奇形では，不完全重複尿管や馬蹄腎，骨盤腎，腎盂尿管以降部狭窄，尿路変向後（回腸導管など）などでTULの施行が困難となることが多い。

図5 複数個の結石の大きさの評価
（stone burden）

複数個結石があった場合は，すべての結石の長径の和で計算する。

5×2mm
7×4mm
10×8mm
3×2mm

10+7+5+3=25mm となる

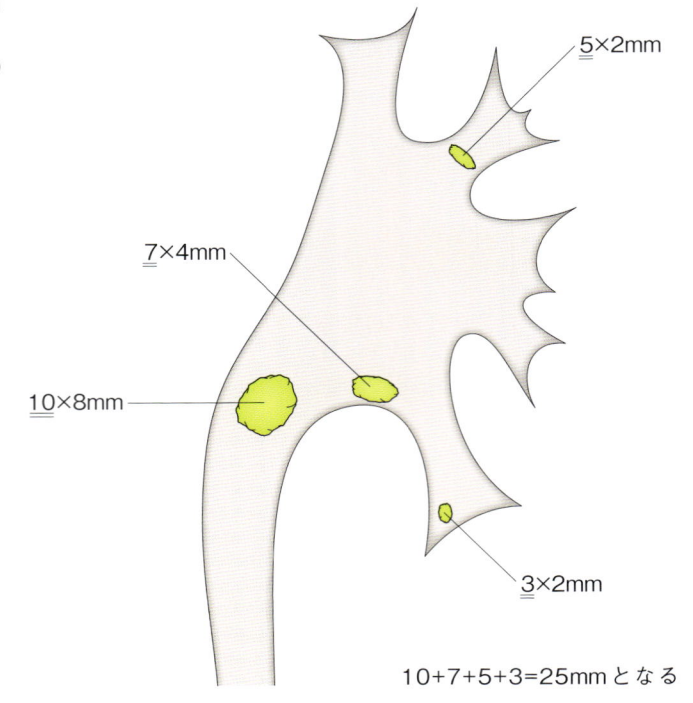

図6 CTによる結石体積の算定

ワークステーションを用いた体積の測定と同時に結石の立体的構造が把握できる。

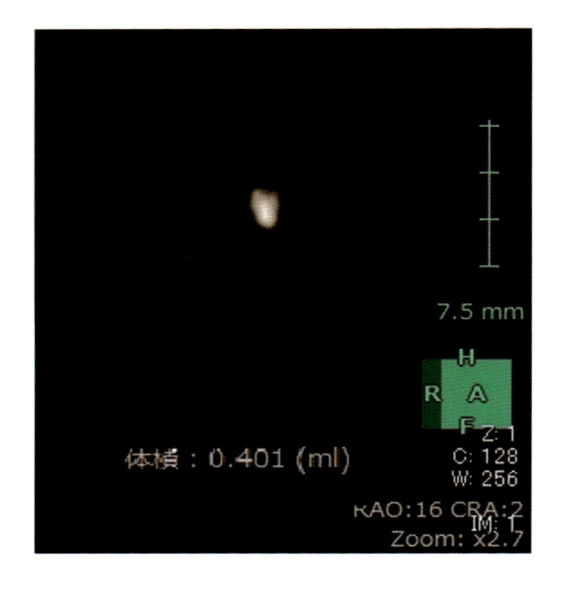

図7 CT endoscopy

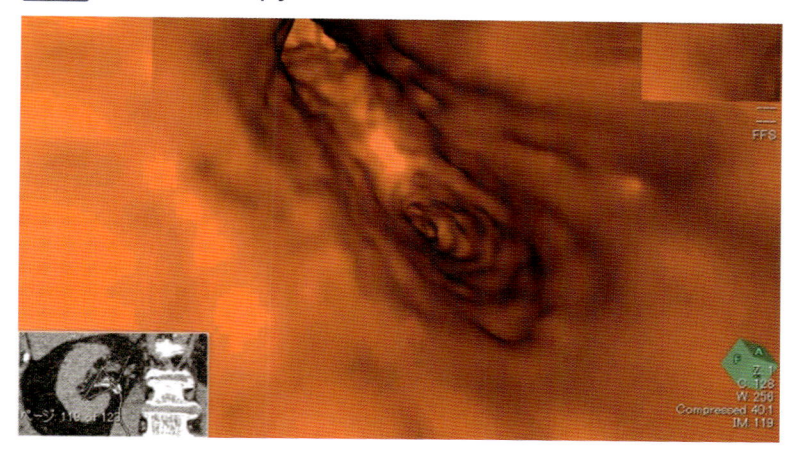

図8 結石の位置
　　　（skin to stone distance；SSD）

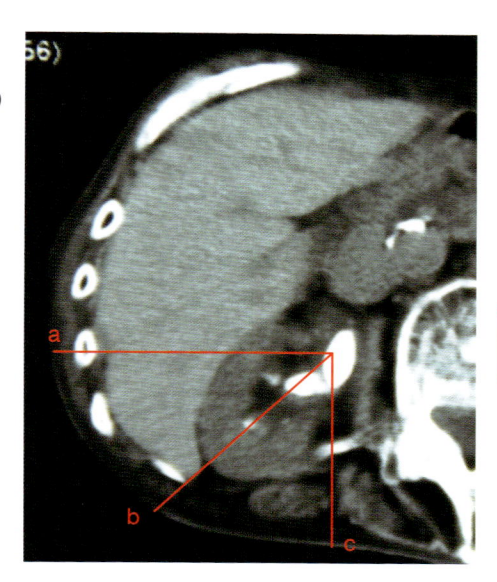

$$SSD = \frac{a+b+c}{3} \text{ (cm)}$$

10cm以上は割れにくい

- 以上のように結石の大きさ，位置，数，CT値，尿路の形態を術前に把握しておくことが重要である。
- また穿孔などの緊急事態に備え，SSD **図8**，腸や肝臓，脾臓など近隣臓器との位置関係の把握も必要である。

SSD
skin-to-stone distance
皮膚から結石までの距離

Ⅳ 術前評価と術前準備

結石のリスクファクターの評価

既往症・合併症
- 既往症や合併症の評価が必要である。尿路結石の既往症は再発のリスクが高い。

家族歴
- 尿路結石の家族歴を確認する。

メタボリックシンドローム
- 尿路結石発症とメタボリックシンドロームの関連性が指摘されており、糖尿病、高尿酸血症、脂質異常症の有無が尿路結石の発症と強い相関がある。このため、これらメタボリックシンドロームの評価も必要であり、手術に際して問題があれば、内科専門医にコンサルトする必要がある。

内服薬
- 内服薬については、尿路結石のリスクを上昇させる薬剤に注意する。内服ステロイド薬、利尿薬（ダイアモックス®）、カルシウム製剤、尿酸排泄薬（ユリノーム®）などを確認する。

尿検査
- 術前の尿検査では、尿路感染の有無を確認し、尿培養検査を行い、抗菌スペクトラムのあった抗生剤の予防投与を行う。
- 尿比重、尿pHもチェックしておく。
- 保険算定外であるが、可能であれば尿中シュウ酸やクエン酸の定量を行うとよい。

血液検査
- 血液検査では、WBCやCRPなどの炎症反応の確認を行い、感染徴候のないことを確認する。
- 炎症反応が強い場合はTULを行うことは危険であり、抗生剤投与や尿路ドレナージ（尿管ステント挿入や腎瘻造設）を検討し、炎症反応が沈静化してからTULを施行する。炎症が沈静した後どれくらいの期間をあける必要があるかについてのエビデンスはなく、著者らは1カ月くらいを基準にしている。
- また必ず血中カルシウムとリンを測定し、高カルシウム血症が認められた場合は副甲状腺機能亢進症を疑い、インタクトPTHを測定する。

腎機能
- 術前の腎機能評価も大切であり、血中クレアチニンだけでなくeGFRも算出しておく。腎機能が低下している場合には、その原因を検索する必要がある。反対側の腎機能も確認が必要である（萎縮など）。
- 尿路閉塞があり、腎機能が低下している場合は炎症時と同様に尿路ドレナージ（尿管ステント挿入や腎瘻造設）を行い、腎機能を改善させてから手術を行う必要がある。

WBC
white blood cell counts
白血球数

CRP
C-reactive protein
C反応性蛋白

PTH
parathyroid hormone
副甲状腺ホルモン

eGFR
estimate glomerular filtration rate
推算糸球体濾過量

全身状態の評価

- 麻酔が安全に施行できるかを確認する。
- 一般的な術前検査（胸部X線，心電図）を施行し，またADLの評価としてperformance statusのチェックも必要である。
- 尿路結石の患者は下肢麻痺などのADLの低い患者が多く，砕石位がとれない場合もある。また股関節が人工関節に置換されている場合は股関節脱臼を起こすことがあり，注意を要する。
- TULは砕石位で行うため，静脈血栓塞栓症の予防が重要である。静脈血栓塞栓症のガイドラインでは 表2 のように分類されており，TULは中リスク以上に分類されるため，弾性ストッキング（p.89 図2 参照）あるいは間欠的空気圧迫法（p.89 図3 参照）が必要である。

ADL
activities of daily living
日常生活動作

術前準備

- 術前にあらかじめ必要な準備は，前述のとおり尿路感染のコントロールである。
- 血液検査で炎症反応が亢進している場合には，尿路の閉塞を画像上で調べる必要がある。閉塞があれば，尿管ステント留置や腎瘻造設を行う必要がある。
- 炎症反応がない場合でも術直前に感染予防の目的で，抗菌薬の単回投与を行う。使用する抗生剤は術前の尿培養検査で決定する。起炎菌が検出されない場合は第一世代または第二世代セフェムを使用する。
- 術前に尿路感染の既往がある場合は，術後の感染率が高いといわれている。

表2 泌尿器科手術における静脈血栓塞栓症の予防

リスクレベル	泌尿器科手術	予防法
低リスク	60歳未満の非大手術	早期離床および積極的な運動
	40歳未満の大手術	
中リスク	60歳以上あるいは危険因子がある非大手術	弾性ストッキングあるいは間欠的空気圧迫法
	40歳以上あるいは危険因子がある大手術	
高リスク	40歳以上の癌の大手術	間欠的空気圧迫法あるいは低用量未分画ヘパリン
最高リスク	静脈血栓塞栓症の既往あるいは血栓性素因のある大手術	低用量未分画ヘパリンと間欠的空気圧迫法の併用あるいは低用量未分画ヘパリンと弾性ストッキングの併用

手術の大きさに厳密な定義はないが，大手術とは 1)すべての腹部，骨盤部の手術，2)45分以上の腹部以外（陰嚢，陰茎など）の手術（経尿道的手術を含む）を基準として，麻酔法，出血量，輸血量，手術時間などを参考として総合的に評価する。

V 手術の実際

体位と麻酔

体位

■ 体位と合併症の予防

- 体位は砕石位を用いる 図1 。
- 砕石位は術後の合併症として，静脈血栓塞栓症や神経障害，下肢の圧迫によるコンパートメント症候群などが起きる可能性があり，体位を正しく保持することは非常に重要である。
- 深部静脈や肺血栓塞栓症のリスクファクターは，①砕石位，②静脈血栓塞栓症の既往である。
- TULでは肺血栓塞栓症・深部静脈血栓症予防ガイドライン（p.87 表2 参照）に従い，弾性ストッキング 図2 や間欠的空気圧迫装置 図3 を使用する。
- 末梢神経障害のリスク因子は，手術時間が1時間経過するごとに，下肢末梢神経障害のリスクが約100倍増加するとの報告や，手術時間が2時間以上の経過で発症リスクが増加するとされ，術者は手術時間を常に意識して行う必要がある。
- コンパートメント症候群とは，四肢の骨と筋膜によって構成されるコンパートメントの内圧が上昇し，血流障害や神経障害をきたすものである。Halliwillらは砕石位手術において3,500例に1例の頻度で生じると報告している。

図1 手術体位：砕石位

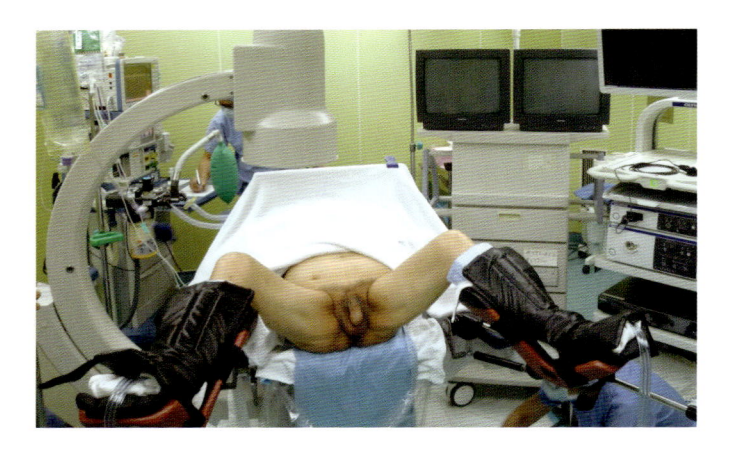

図2 弾性ストッキング(a)と装着時の写真(b)

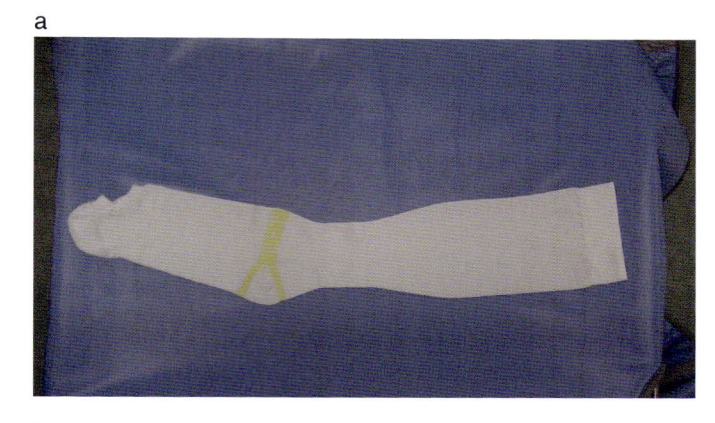

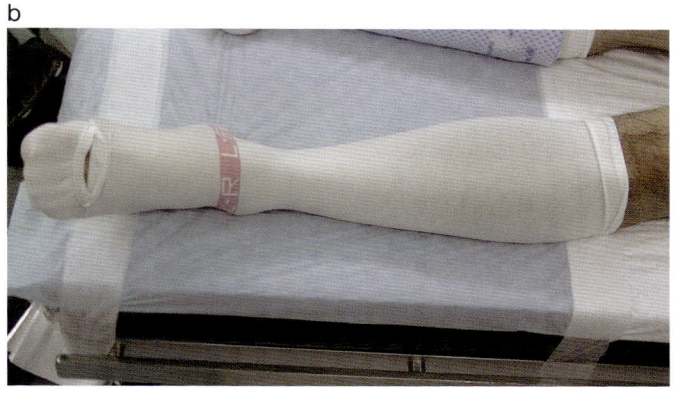

図3 間欠的空気圧迫装置

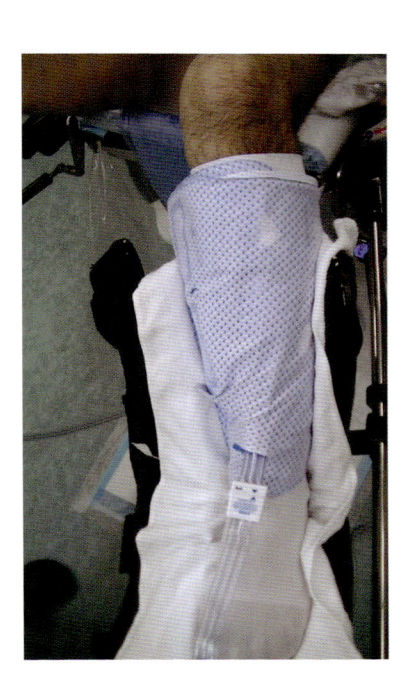

V 手術の実際・体位と麻酔

89

- 病態としては下肢低灌流がトリガーになると考えられ，下肢の動脈還流圧低下により虚血・栄養障害をきたし，細胞の膨張・浮腫形成が引き起こされコンパートメント内圧が上昇する。そしてコンパートメント内圧上昇が下肢血管をさらに障害し，悪循環に陥るとされている。
- 砕石位を要する手術を施行する際は，以下を実行する。

①術前に下肢静脈エコーを実施し深部静脈血栓の有無を検索する。
②砕石位の時間は最小限にする。
③砕石位の膝はできる限り低くする。
④閉塞性動脈硬化症など，下腿を走行する動脈が狭窄している症例ではDVTを予防する弾性ストッキングと間欠的空気圧迫装置を併用しない。

DVT
deep vein thrombosis
深部静脈血栓症

砕石位の位置決め

- 砕石位の位置決めは術者と助手が行う。
- 下肢を固定する際には支脚器 図4 やレビテーター（踵部保持式砕石位保持器）図5 を用いるが，後者のほうが合併症も少なく，術中の下肢の動きを変えることができるため有用である。
- このときの注意点は，下腿に圧迫を加えないことである。良肢位をとり，踵に荷重がかかるように固定することが重要である。

図4 支脚器

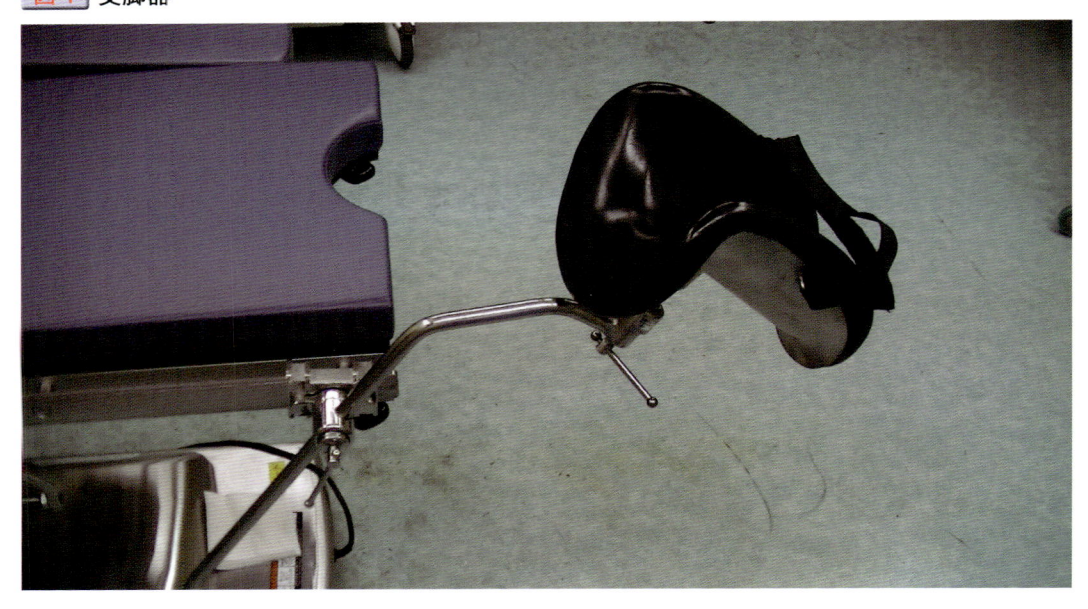

図5 レビテーター

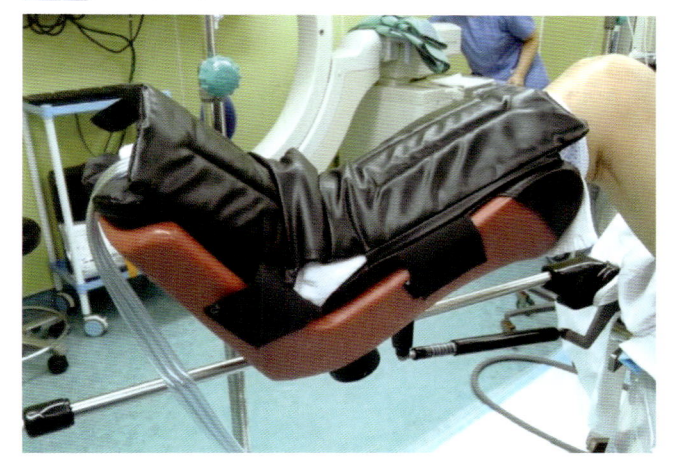

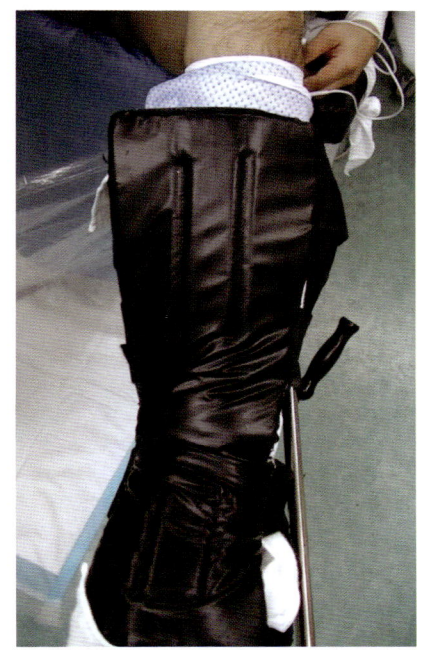

レビテーターの使用法
- レビテーターの使用法は以下のとおりである。
① 体位固定は，患者に麻酔をかける前に正常な可動範囲を確認してから行う 図6 。
② 使用中は，足背動脈触知・皮膚色・冷感の有無により，血流障害がないことを確認する。
③ レビテーターに下肢を乗せ，踵部が浮いていないことを確認する。
④ レビテーターに対して，下肢を平行に乗せる。ブーツで下腿後面および側面が強く圧迫されていないことを確認する。
⑤ またTULは側臥位や修正Valdivia体位（上半身側臥位で下半身は砕石位）図7 でも施行可能であるが，これらはさらに体位保持が難しいため，十分注意して行う。
- 修正Valdivia体位は，TUL術中に腎瘻造設やPNLに移行する可能性もある場合に行うが，尿管の走行が砕石位と比較して変化するため，尿管鏡操作がやや難しい。

図6 レビテーターによる体位固定

a：外転のしすぎ　　　b：適正な固定 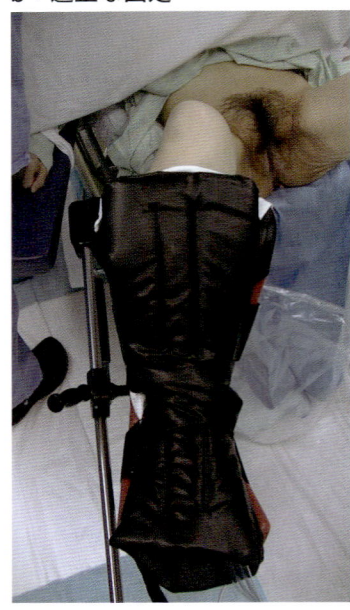　　　c：内転のしすぎ

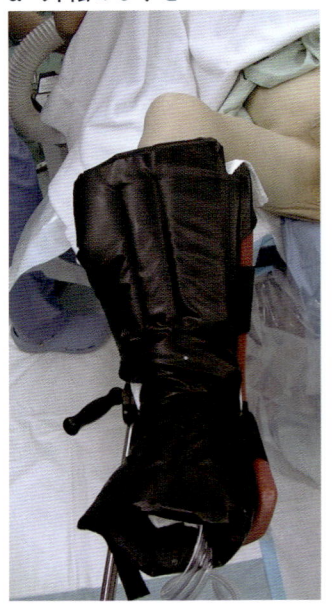

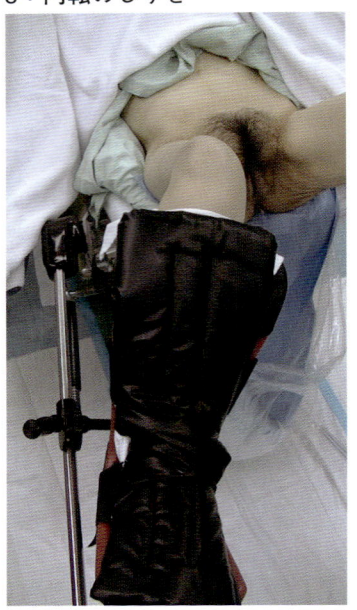

図7 修正Valdivia体位
上半身は側臥位（斜位）で，下半身は砕石位。

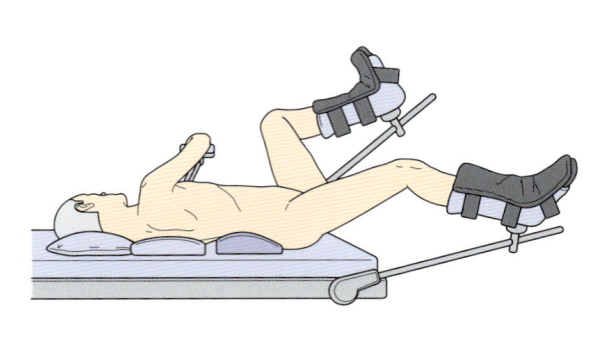

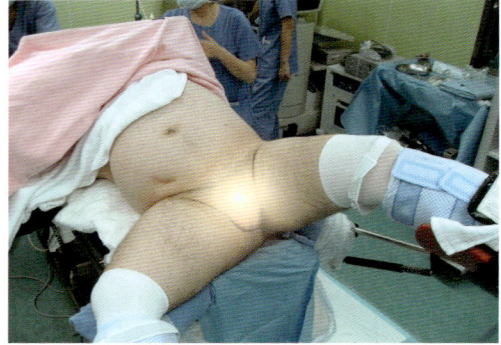

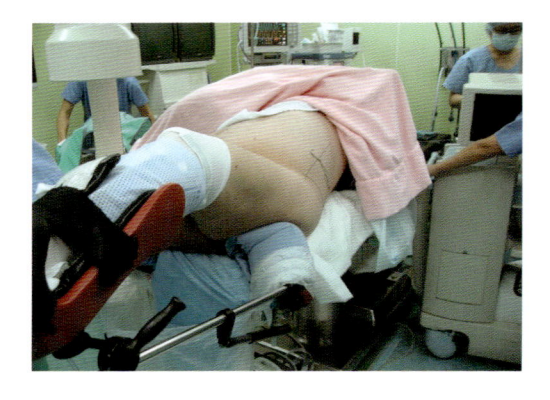

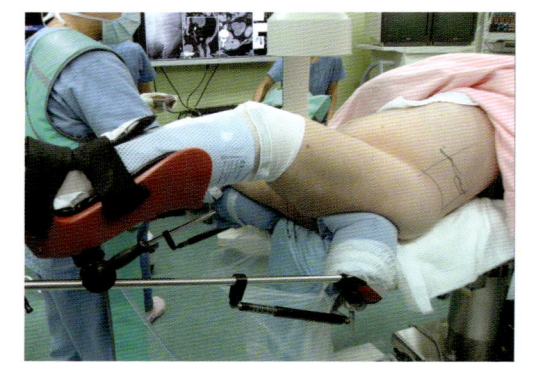

麻酔

- 麻酔は全身状態と結石の部位により異なってくる。
- 結石の部位と麻酔の種類については、①下部尿管結石では腰椎麻酔、②上部尿管結石と腎結石では全身麻酔で行う。
- 腎盂内で操作する場合には、腎臓の呼吸性移動の影響がでる。初心者にとっては、全身麻酔では呼吸性移動が規則性であるため操作が容易である。
- 症例数が増加すると呼吸性移動に合わせた操作が可能となり、腰椎麻酔でも問題はない。
- また抗凝固剤を継続してTULを行う場合は出血の危険性があるため、全身麻酔が必須である。
- 腰椎麻酔では血管拡張があるため体位変換時に血圧低下が起きることがあり、手術終了後には下肢をゆっくりと片方ずつ戻していく。

V 手術の実際

手術手技

下部尿管結石の手術手技

硬性尿管鏡を用いた TUL

ポイント
- 硬性鏡での破砕，摘出が標準である．基本的に硬性鏡を用いた TUL を行う 図1 。
- 尿管内で結石を pushup（結石の頭側への移動）させないように破砕し，適度な大きさで摘出することである．また下部尿管結石を摘出した後に，中上部尿管や腎盂の確認を内視鏡下で行う．

手技
① ガイドワイヤーの挿入：膀胱鏡下に患側尿管口よりガイドワイヤー（以下 GW）を挿入する．このとき尿管カテーテルを併用すると挿入しやすくなる．GW のみを留置し，膀胱鏡を抜去する．この際に膀胱内の尿を排出させておくと結石破砕後の膀胱内の操作が容易になる．
注意点：GW 挿入時に抵抗があった場合は無理に GW を挿入せずに，尿管カテーテルを用いて逆行性腎盂造影法（RP）を行い，腎盂や尿管を確認した後に GW を進める．尿管の屈曲がある場合はラジフォーカス®などのアングル型 GW に変更するとうまくいく．
下部尿管結石の場合，結石より頭側に GW が通過しないこともある．この場合は，下記の操作で硬性尿管鏡下での挿入に進む．
② GW に硬性尿管鏡を被せ，尿道，膀胱を経て尿管口へ挿入する．
注意点：GW と一緒に尿管鏡を進めると GW がさらに奥に挿入され，腎盂や尿管壁に当たり，穿孔や出血を引き起こすため，少しずつ GW を引き抜きながら尿管鏡を進める．
③ 尿管鏡を尿管口に挿入する：挿入方法は「硬性尿管鏡の基本的使用法」の項（p.50）を参照．回転法，おじぎ法，直接法などを用いて行う 図2 。
④ 尿管鏡が尿管口を越えた後に，GW を尿管鏡先端まで引き抜く．前述のように GW による粘膜損傷を防ぐためである．

RP
retrograde pyelography

図1 硬性尿管鏡の挿入（男性）

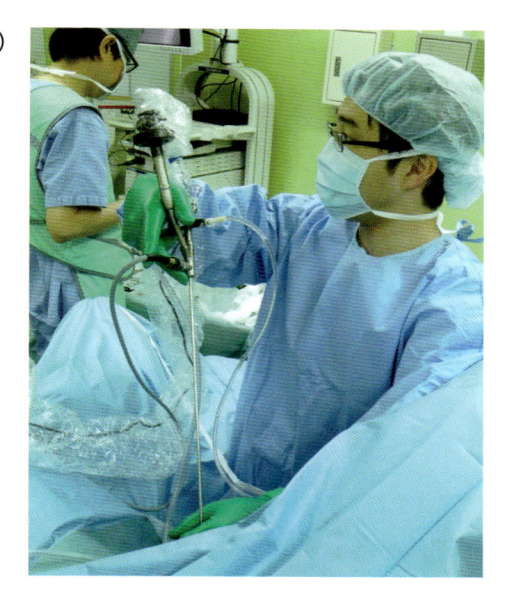

図2 尿管鏡の尿管口への挿入

a：回転法による挿入

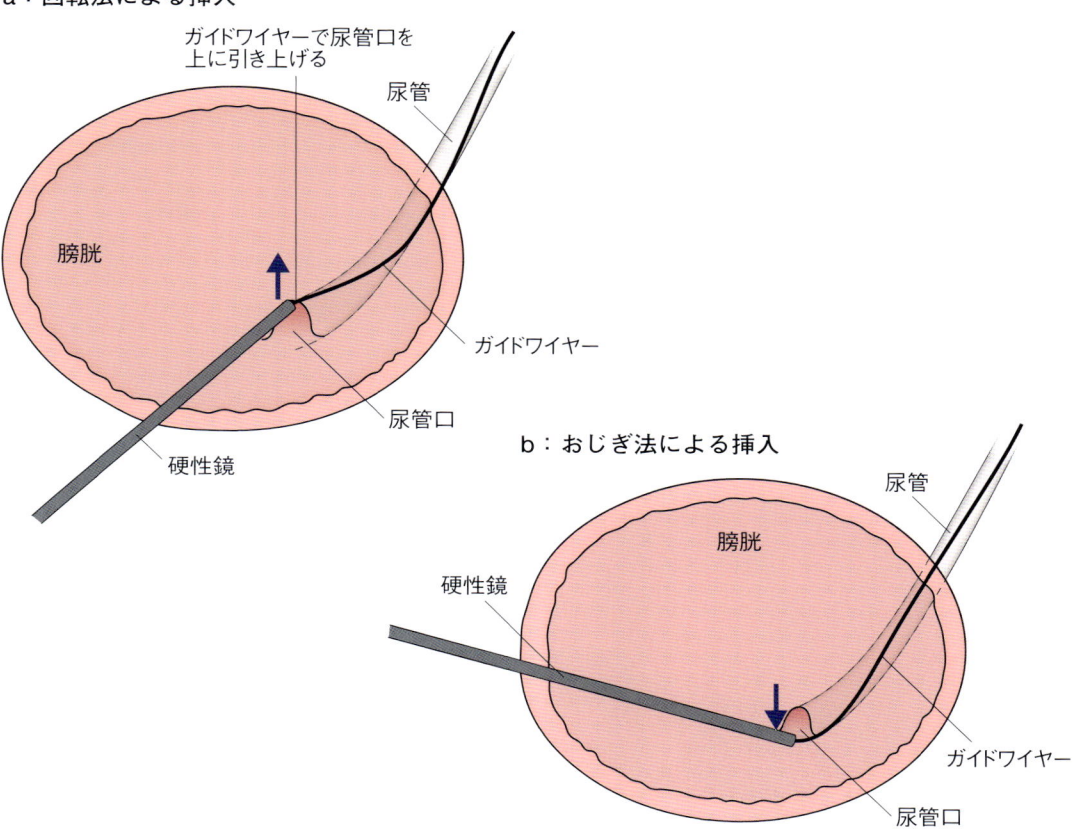

ガイドワイヤーで尿管口を
上に引き上げる
尿管
膀胱
ガイドワイヤー
尿管口
硬性鏡

b：おじぎ法による挿入

尿管
膀胱
硬性鏡
ガイドワイヤー
尿管口

V 手術の実際・手術手技

❺尿管鏡の視野の中心と尿管内腔の中心が一致するように尿管鏡を進める。尿管壁に当たり視野が妨げられる場合は，尿管鏡を少し引き，回転させながら挿入する。

❻結石を確認する。

❼内視鏡が結石まで到達可能な場合は，そのままリトクラスト®またはレーザーで破砕する。

> **Web動画 V-1**
> 尿管鏡の挿入（尿管口からU3結石まで），saftey GWあり

結石の破砕

■ リトクラスト®による破砕

- リトクラスト®ではレーザーに比してpushup（結石の頭側への移動）図3が多いため，pushup防止の器具を併用すると効果的である。pushup防止器具はStone Cone®やAccordion®があり，前者は収納時GWとしての使用が可能で，後者は拡張時に水流を防止する作用がある。ともに拡張径が10mmのため，水尿管の径がこれより大きい場合は効果が低下する。
- リトクラスト®の破砕設定は結石のpushupを予防するため，なるべく低頻度または単発で施行する。結石の尾側から破砕するとpushupしやすい。また破砕時に破砕プローブを結石の背側に軽く押し付けて，固定した状態で結石の頭側から破砕するとpushupを最小限にできる図4。

■ レーザーによる破砕

- 通常 Power 0.5～1.0J, Rate 5～10Hzで施行する 図5, 6。破砕状況をみて適宜増減する必要がある。
- 硬性鏡の場合のレーザーファイバーは365μmや550μmを使用する。
- リトクラスト®に比較すると頻度は少ないがレーザーでもpushupは起きるため，レーザーでの破砕でもpushupに対する注意が必要である。

> **Web動画 II-27参照**
> レーザーによる結石破砕

図3 結石のpushup
結石の尾側から破砕するとpushupしやすい。

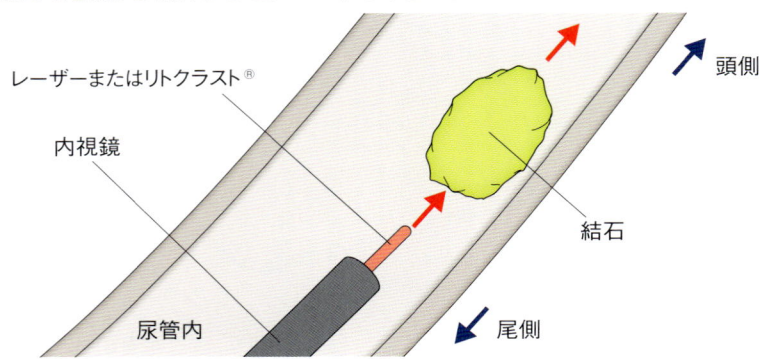

図4 結石のpushupの防止

内視鏡で結石を背側に軽く押し付けて固定した状態で結石の頭側から破砕する。

レーザーまたはリトクラスト®
内視鏡
尿管内
頭側
結石
尾側

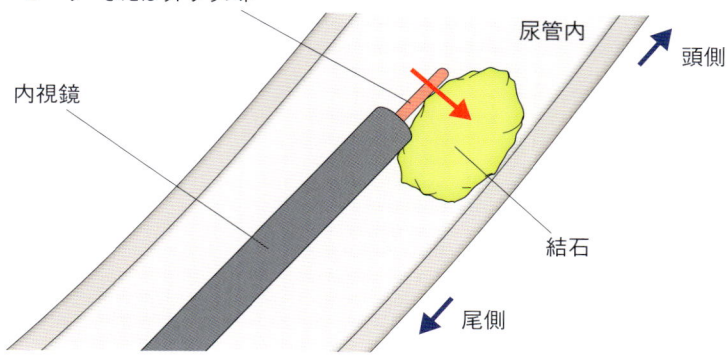

図5 レーザーによる結石の破砕操作

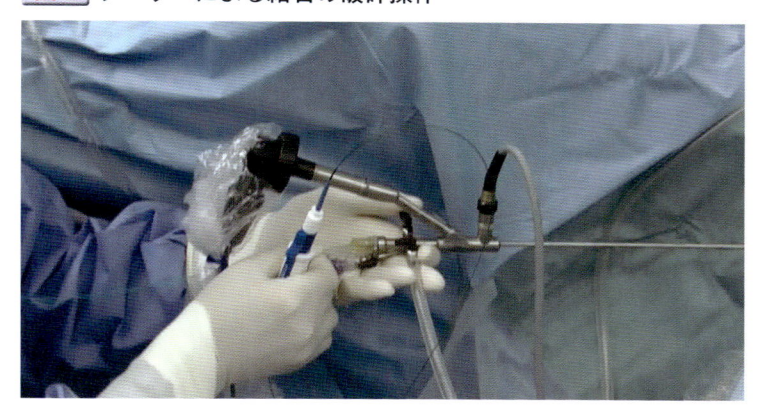

図6 レーザーによる結石破砕

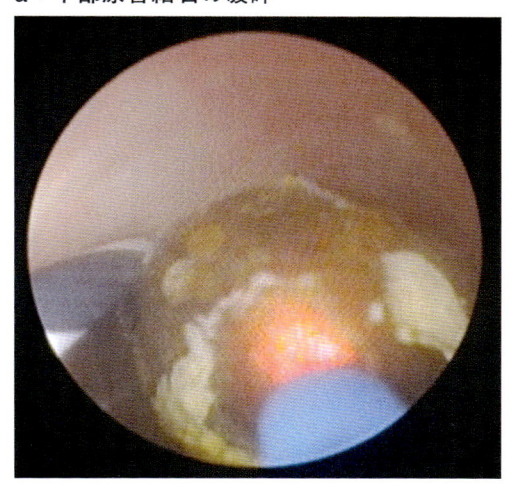

a：下部尿管結石の破砕　　　　b：尿管結石の破砕（0.5J×5Hz）

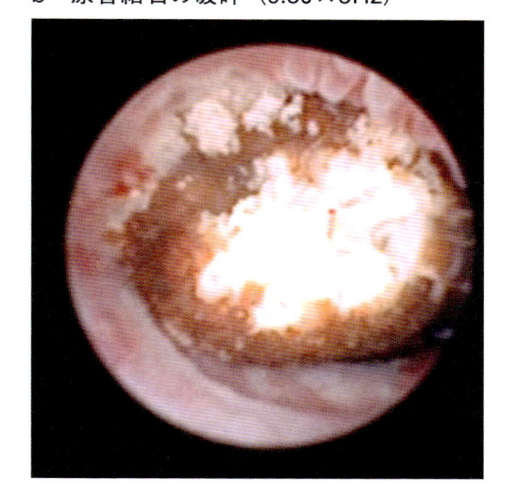

V 手術の実際・手術手技

97

- リトクラスト®と同様に，結石にレーザーファイバーを接するようにし，結石が固定される感触で破砕をするとよい。また助手の灌流も大切で，視野が良好であれば，灌流は自然圧の滴下で十分である。レーザー発射時のみ軽く灌流液をフラッシュし，必要最低限の視野を確保する。
- 視野が良好であれば Web動画 V-4 のようにレーザーファイバーを前後に動かして破砕することも可能である。ただしレーザーファイバーによる内視鏡の損傷に注意する。
- 破砕時での注意点は膀胱内の尿量である。膀胱内に尿が貯留していると尿管内でのドレナージが悪くなるため，膀胱内の減圧が必要となる。このため破砕前に膀胱内に6～8号のアトムチューブ 図7 または12Fr尿道バルーンを留置し，膀胱内を減圧しておく。硬性尿管鏡を挿入されている場合(特に男性)は留置が難しく，GWを用いて挿入する。破砕で視野不良時はこのドレナージを確認する必要がある。
- また破砕中に結石がpushupされた場合には，後述の中部尿管や上部尿管結石に準じて治療を行う。

Web動画 V-2,3
レーザー破砕(1),(2)

Web動画 V-4
レーザー破砕(3)

図7 硬性鏡＋アトムチューブ

a

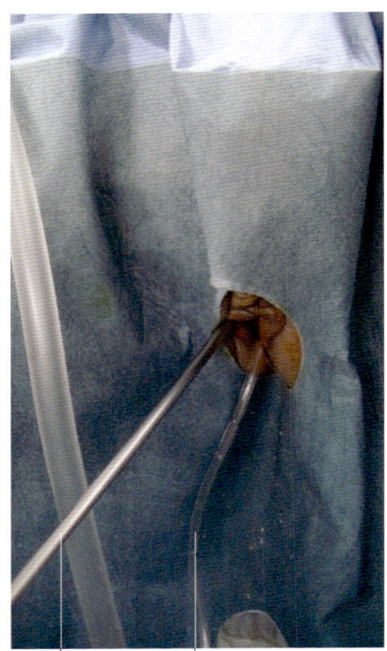

硬性鏡　アトムチューブ

b：アトムチューブのドレナージが良好で膀胱内が虚脱する場合はアトムチューブの蓋をする。

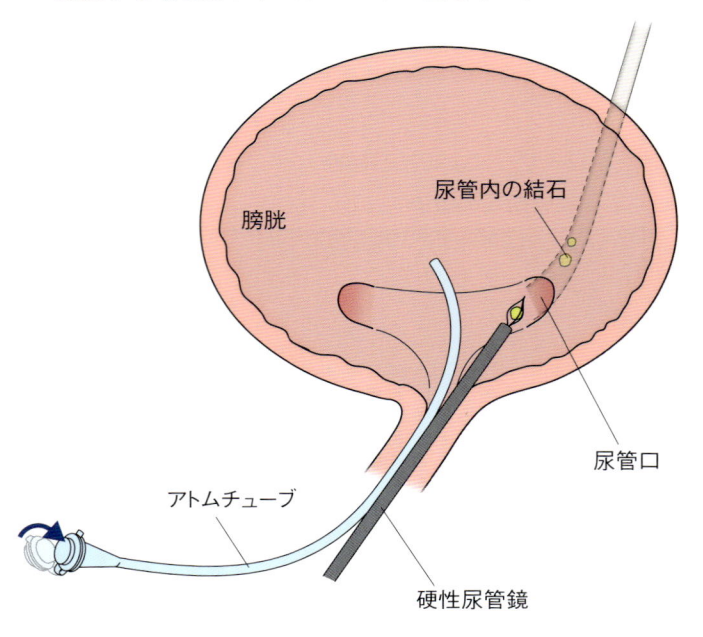

膀胱
尿管内の結石
尿管口
アトムチューブ
硬性尿管鏡

結石の摘出

バスケットカーテルによる膀胱内への結石摘出

- バスケットカーテルで，破砕した結石を膀胱内に摘出する。
- 内尿道口から尿管口まで一直線の場合はセイフティGWを留置せずに行う場合もあるが，基本的にはセイフティGWの留置下で膀胱内に結石を摘出するほうが安全である 図8。
- 結石の摘出方法は下記の3通りがある。

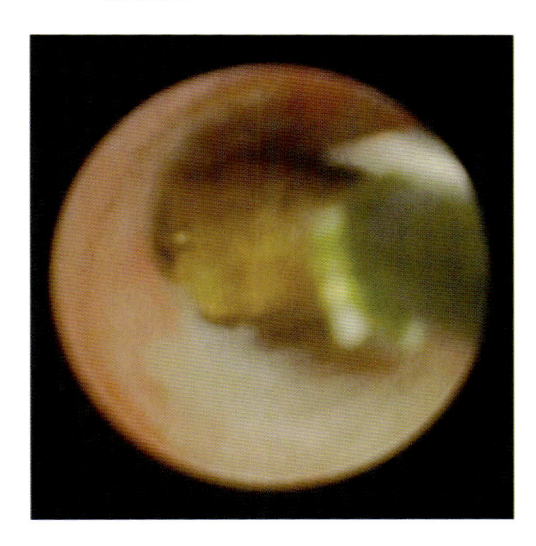

内視鏡の中にバスケットとGWを併用 図9

- バスケットカテーテルで結石を把持した後にGWを中部尿管くらいまで挿入し，結石を膀胱内に移動させ，リリースする。バスケットを内視鏡の中に収納し，GWを用いて再度尿管内に進める。
- バスケットで把持する際にGWがバスケットの動きを制限する場合がある。この場合にはGWを内視鏡の先端まで戻し，バスケットで結石を把持した後 図10 にGWを尿管に再度挿入する。

セイフティGW＋内視鏡の中にバスケットのみ 図11

- セイフティGWをあらかじめ留置しておき，これをガイドに直接法を用いて摘出する方法である。

> Web動画 **V-5**
> 内視鏡の中にバスケットとGWを併用

> Web動画 **V-6**
> セイフティGW＋内視鏡の中にバスケットのみ

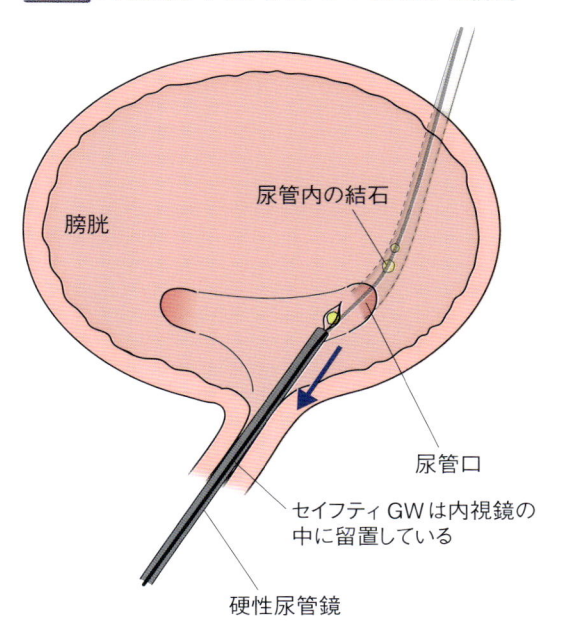

図8 バスケットによる下部尿管結石の摘出（1）

図9 内視鏡の中にバスケットとGWを併用

膀胱
尿管内の結石
尿管口
セイフティGWは内視鏡の中に留置している
硬性尿管鏡

図10 バスケットによる下部尿管結石の摘出(2)

GWを引き抜いて結石を把持し，摘出する。

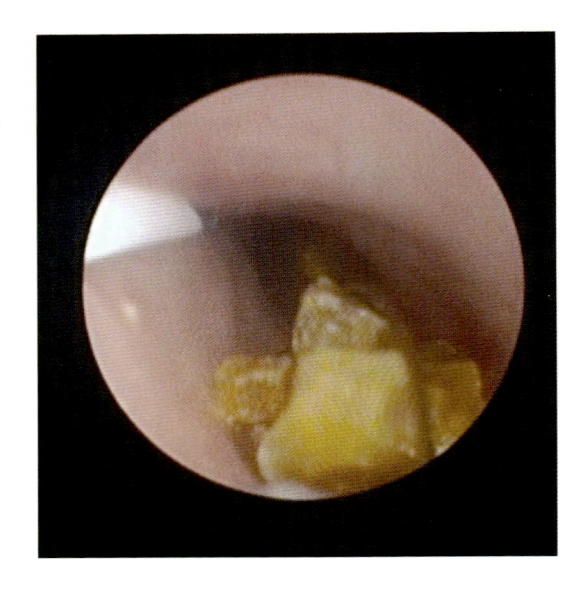

図11 セイフティGW＋内視鏡の中にバスケットのみ

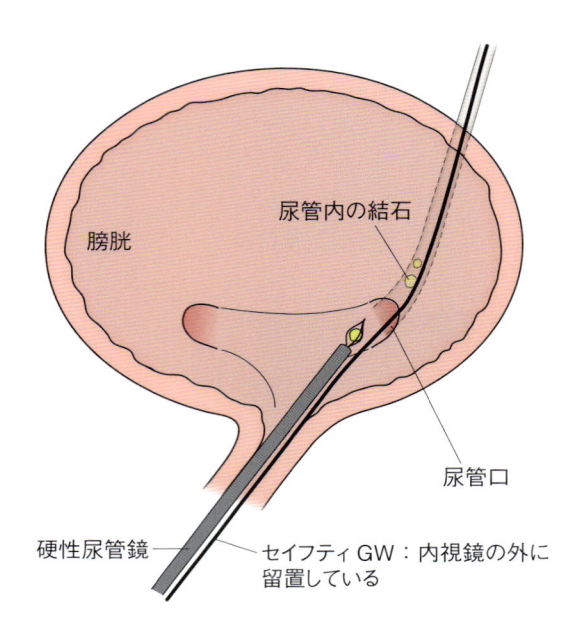

膀胱
尿管内の結石
尿管口
硬性尿管鏡
セイフティGW：内視鏡の外に留置している

内視鏡の中にバスケットのみ
- セイフティGWも置かずに，直接法を用いてバスケットで結石を摘出する方法である。
- 尿管口の浮腫が強くなると，挿入困難となる。経験数の多い術者が行う方法である。

- 以上の方法を用いて尿管内の結石を膀胱内に摘出する。
- 尿管結石をバスケットカテーテルで摘出する際のポイントは，一番手前の結石から順に摘出することである 図12 。バスケットを奥に進めて頭側にある結石を把持すると摘出時に手前の結石が尿管壁に陥頓したり，視野が不良になる。内視鏡操作の基本は内視鏡画面内で結石の大きさを確認しながら把持，摘出することである。
- 尿管壁の径と結石サイズの認識も重要である。尿管内腔の狭いところの大きさを基準として結石を摘出する必要がある。頻回に結石が尿管壁にひっかかる場合は結石をもっと小さく破砕する必要がある。
- 膀胱内で結石をリリースする際には，尿管口付近ではなく正中側の尿管間靱帯の後方でリリースする 図13 。尿管口付近でリリースすると，次の尿管鏡挿入時に結石が邪魔をするからである。
- また破砕時と異なり，摘出時は膀胱内に尿が貯留していたほうが視野が良好なため，上記のアトムチューブ，尿道バルーンはクランプする。視野が不良の場合には適宜排液する。

図12 バスケットカテーテルによる膀胱内への結石の摘出

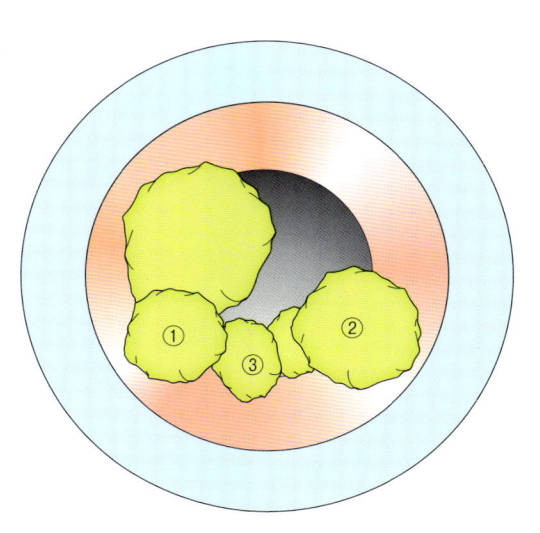

一番手前の小さい結石から摘出する（①→②→③の順）

図13 バスケットカテーテルの
リリース

バスケットは尿管口を通過した後，尿管口から離れた場所（retrotrigoneなど）でリリースする。

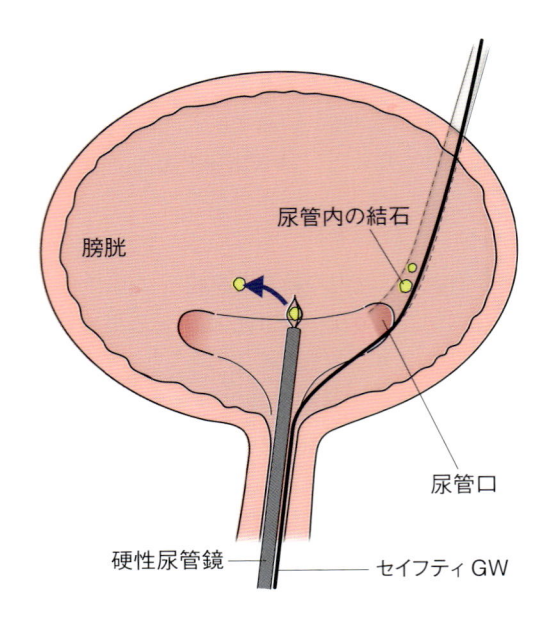

膀胱
尿管内の結石
尿管口
硬性尿管鏡
セイフティGW

尿管結石摘出後の観察

上部尿管の観察

- 下部尿管内の結石を摘出した後に，中上部尿管に結石がpushupされていないかを硬性尿管鏡の届く範囲まで観察する。この操作で確認した位置を透視画面で記録しておき，GWを挿入後に硬性鏡を抜去する。

軟性尿管鏡で腎盂内を観察

- 留置されたGWを用いて軟性鏡を被せdirect insertion（尿管アクセスシースを使用せずに軟性尿管鏡を挿入する方法）で中上部尿管や腎盂内の残石を確認する。
- 灌流が不良なため，腎盂に到達したらGWを抜去し，まず腎盂尿を吸引と生理食塩水の注入を繰り返し，視野を確保する。この後に腎盂，上腎杯，中腎杯，下腎杯の順で観察する。
- 残石がある場合は，上部尿管結石または腎結石に準じ（後述），尿管アクセスシースを留置し，結石を摘出する。
- 2mm以下の結石の場合は，①自排石が可能なため治療しない，②レーザーファイバーを直線化した状態で挿入し，破砕のみを行う方法もある。

内視鏡，透視による観察

- 内視鏡下，透視下で残石の無いことを確認する。腎盂の造影を行い，確認していない腎杯がないかどうか確かめた後にGWを留置する。

尿管内の観察

- GWを残したまま軟性鏡を抜いてくる。尿管内を観察し，残石と尿管壁の損傷の有無を確認する。

Web動画 **V-7**
direct insertion

膀胱内の結石摘出

- 膀胱内の結石は処置用膀胱鏡を使用して摘出する。
- バスケットカテーテルで把持する方法やエリックを用いて回収する方法，また膀胱内に尿を多く貯留させ，内筒のみ抜去し，尿が排出する勢いを利用して排出する方法などがある。

結石摘出後の処置

- GWを用いて尿管ステント，尿道バルーンカテーテルを留置し，手術を終了する（尿管ステントを留置しない場合もある）。
- 尿道バルーンカテーテルは男性では12〜14Fr，女性では14〜16Frを留置する。
- 血尿が濃い場合はコアグラでバルーンが閉塞するため，太めのサイズを選択する。

中部尿管結石の手術手技

硬性尿管鏡を用いたTUL

■ポイント
- 基本的に硬性鏡を用いたTULを行う。硬性鏡で結石まで到達可能であれば、前項の下部尿管結石の手術手技に準じる。
- 下部尿管結石の場合と異なり、中部尿管結石では結石に到達するまでに尿管が腸骨動脈と交差するため屈曲しており、硬性鏡では結石に正対できない場合がある。硬性鏡が到達不能の場合は、軟性鏡を使用する。
- 中部尿管で破砕摘出の操作が難しい場合はまず破砕を行い、結石を上部尿管にpushupすることを目的とする。
- 中部尿管結石の場合、水腎症が強い症例で結石が腸骨上端に近い位置にある場合は結石の尾側が屈曲していることが多く、手術の難易度が高くなる。ここではこの場合の手術手技を述べる。

■手技
❶ガイドワイヤーの挿入〜❺尿管鏡の尿管内の進め方は、下部尿管結石の手技❶〜❺と同様であるため、p.94〜96を参照していただきたい。

❻結石を硬性尿管鏡で確認する。
　このとき、1)硬性鏡で確認できる場合、2)硬性鏡で確認できないが、軟性鏡で確認できる場合、3)硬性鏡でも軟性鏡でも確認できない場合がある。以下それぞれの場合の手技について解説する。

結石が硬性鏡で確認できる場合
- ガイドワイヤー（以下GW）を抜去し、リトクラスト®またはレーザー（365μmまたは550μm）で結石を破砕する 図14 。
- 結石までのアクセスが比較的難しい場合は、内視鏡を引き抜いてはならない。そのまま結石破砕に移行することが大事である。一度結石までアクセスできても、2回目にアクセスできない場合があるからである。
- 結石までのアクセスが容易である場合は、尿管アクセスシースを併用することも可能である 図15 。ある程度結石が大きい場合（10mm以上など）には尿管アクセスシースを併用すると破砕と摘出の効率がよい。

図14 硬性尿管鏡のみでの結石へのアクセス

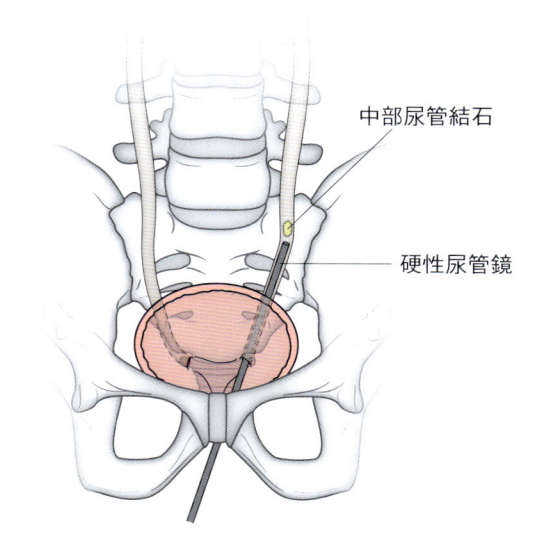

中部尿管結石
硬性尿管鏡

図15 硬性尿管鏡＋尿管アクセスシースによる結石へのアクセス

a

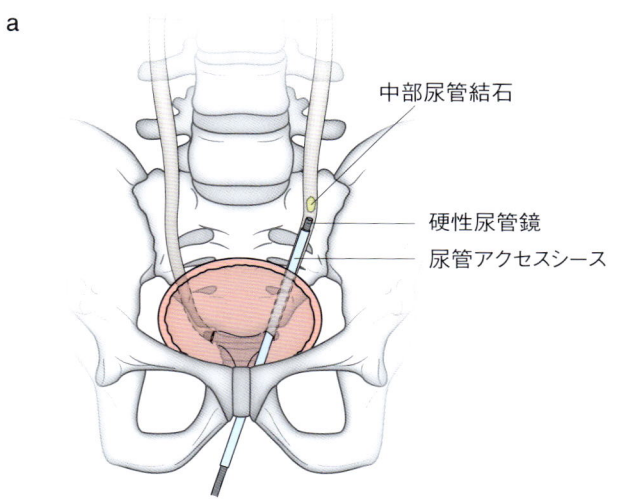

中部尿管結石
硬性尿管鏡
尿管アクセスシース

b

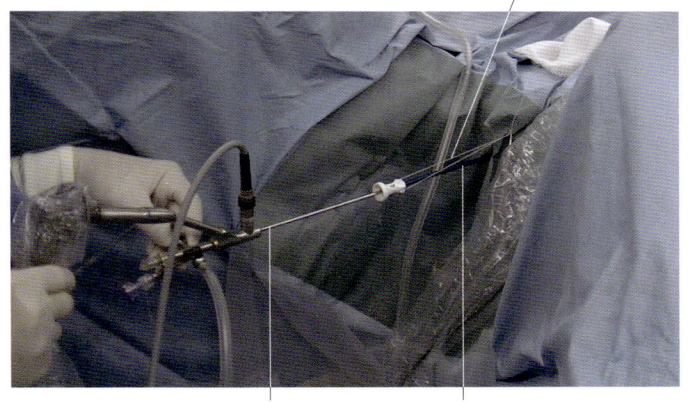

糸で尿管アクセスシースを固定

硬性尿管鏡　尿管アクセスシース

- 方法は硬性尿管鏡から結石を越えてGWを留置し，内視鏡を抜去する．GWをガイドに尿管アクセスシースを挿入する．アクセスシースの長さは28〜36cmの短いものを使用する．尿管アクセスシースはなるべく結石直下まで挿入する．このときにはGWを残したまま内筒のみ抜去し，そのGWに被せて硬性鏡を挿入する．この方法は視野を確保してからGWを抜去することができるので安全であるが，煩雑である．尿管の走行にもよるが，手技に慣れてきたら尿管アクセスシース挿入時にGWを抜去してもよい．

結石が硬性尿管鏡で確認できない場合

- 硬性鏡で結石が確認できない場合は，軟性鏡で結石まで到達できるかを試す 図16 。
- この場合は硬性尿管鏡からGWを留置し，尿管アクセスシースを留置する．尿管アクセスシースの長さは28〜36cmが使用可能であるが，中部尿管では28cmが短くて操作しやすい．この後GWとともに内筒を抜去する．
- 中部，下部尿管の結石に尿管アクセスシースを留置する場合，尿管内に留置している距離が短いため，尿管アクセスシースの断端が膀胱内に抜け落ちやすい．このため，必ず尿管アクセスシースを糸でオイフに固定する．
- 軟性尿管鏡を挿入するに当たり，助手は灌流をやや強めにして視野を確保する．
- 結石に到達できなければ，まず尿管鏡より造影を行い，尿路の形態と結石の位置を確認する．それでもうまくいかない場合は，軟性鏡内にGWを挿入し，軟性鏡の先端から透視画面と内視鏡画面を併用し，GWを結石まで挿入する．

図16 軟性尿管鏡＋尿管アクセスシースによる結石へのアプローチ

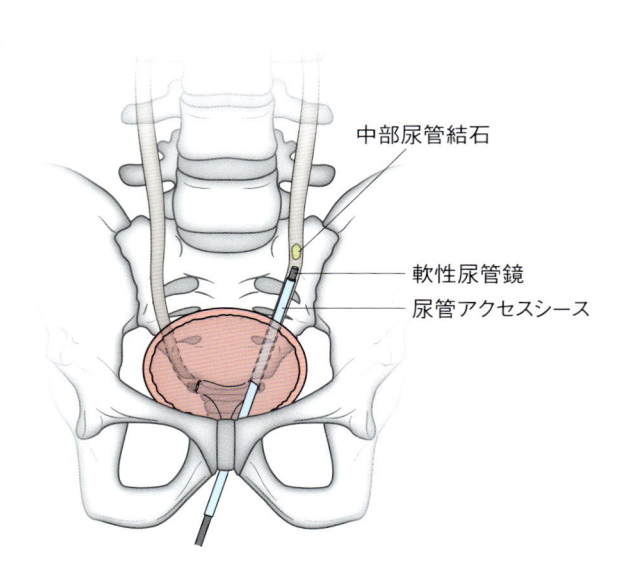

図17 ante-URS（軟性尿管鏡＋尿管アクセスシース）

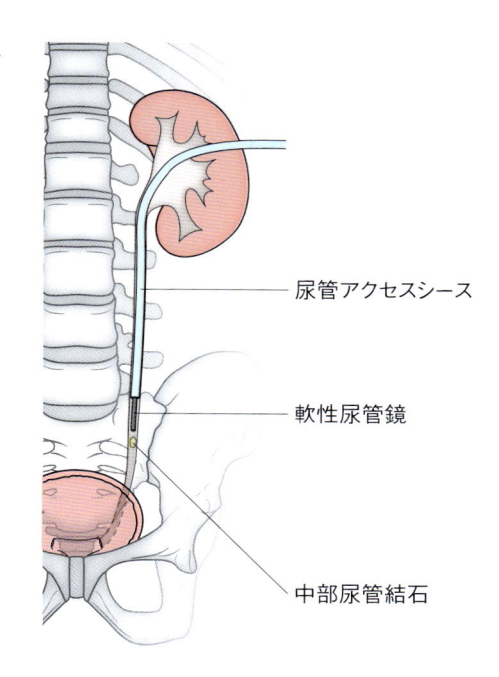

尿管アクセスシース
軟性尿管鏡
中部尿管結石

- GWが結石まで挿入された場合は，軟性鏡をGWに沿って挿入していく。このときの助手の灌流はかなり強めにする。
- GWを抜去し，視野を確保する。結石までのアクセスが難しい場合にはそのままレーザーファイバーを挿入する。このとき軟性鏡を直線化し，ファイバーをゆっくりとポートから挿入する。抵抗があれば中止する。

結石が硬性鏡でも軟性鏡でも確認できない場合
- 詳細はトラブルシューティング（p.142）を参照。
- 軟性鏡も硬性鏡も到達不可能な場合は下記の処置をする。
  - GWが結石の頭側まで挿入可能であれば，尿管ステントを留置して手術を終了する。
  - GWが結石を通過しない場合は，1)腎瘻のみ造設して終了，2)腎瘻を造設して，水腎症を軽減してから再度尿管鏡で観察する，3)腎瘻より軟性尿管鏡を挿入しante-URSを行う **図17**。

URS
ureteroscopy
尿管鏡下砕石術

❼ 結石に到達した後，リトクラスト®またはレーザーで結石を破砕する。

結石の破砕

リトクラスト®による破砕
- 破砕手技は基本的に下部尿路結石の場合の手技と同様（p.96参照）であるが，リトクラスト®による破砕の場合に使用するpushup防止器具（Stone Cone®やAccordion®）は中部尿管では尿管の屈曲もあり，やや使いにくい。

図18 硬性尿管鏡＋尿管アクセスシースによる結石のレーザー破砕

なるべく尿管アクセスシースの先端を結石に近づける。尿管アクセスシースの内径と結石の大きさを比較して破砕，摘出する。

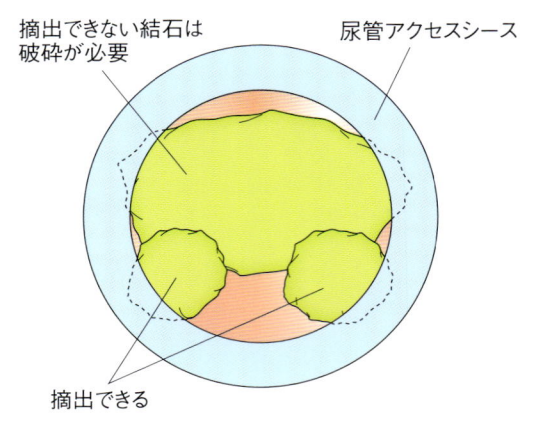

■ レーザーによる破砕

- レーザーによる破砕手技も基本的に下部尿路結石の場合の手技と同様である（p.96参照）。
- レーザーファイバーは，硬性鏡では365μmや550μmを，軟性鏡では200μmや365μmを使用する。
- 尿管アクセスシースを併用する場合は，尿管アクセスシースの直径ギリギリで摘出できる大きさに破砕するように意識する **図18**。

結石の摘出

■ バスケットカーテルによる膀胱内への結石摘出

- バスケットカーテルで，破砕した結石を膀胱内に摘出する。摘出方法は基本的に下部尿管結石の場合と同様である。
- 内尿道口から尿管口まで一直線の場合はセイフティGWを留置せずに行う場合もあるが，基本的にはセイフティGWの留置下で膀胱内に結石を摘出する。
- 結石の摘出方法は下記の3通りある。手技は下部尿管結石の場合と同じであるため，ここでは省略する（p.99参照）。
  ・内視鏡の中にバスケットとGWを併用
  ・セイフティGW＋内視鏡の中にバスケットのみ
  ・内視鏡の中にバスケットのみ
- 尿管アクセスシースを留置した場合は，そのまま体外に摘出する。前述のように，シースの内径を意識して摘出する。
- 下部尿管の場合と同様に尿管結石をバスケットカテーテルで摘出する際のポイントは，一番手前の結石から順に摘出することである。バスケットを奥に進めて頭側にある結石を把持すると摘出時に手前の結石が尿管壁に陥頓したり，視野が不良になる。内視鏡操作の基本は内視鏡画面内で結石の大きさを確認しながら把持，摘出することである。

- また尿管アクセスシースを併用している場合は，摘出した結石と尿管アクセスシースの内径との大きさを確認しながら摘出する。次回の摘出の際の参考のため，結石サイズを把握しておくことが大事である。

■ 尿管結石摘出後の確認
軟性尿管鏡で腎盂内を観察
- 留置されたGWを用いて軟性鏡を被せdirect insertion（尿管アクセスシースを使用せずに軟性尿管鏡を挿入する方法）で上部尿管や腎盂内の残石を確認する。
- 灌流が不良なため，腎盂に到達したら，まず腎盂尿の吸引と生理食塩水の注入を繰り返し，視野を確保する。この後に腎盂，上腎杯，中腎杯，下腎杯の順で観察する。
- 残石がある場合は，上部尿管結石に準じ（後述），尿管アクセスシースを留置し，結石を摘出する。
- 2mm以下の結石の場合は，①自排石が可能なため治療しない，②レーザーファイバーを直線化した状態で挿入し，破砕のみを行う方法もある。可能であれば可及的に摘出する。

内視鏡，透視による観察
- 内視鏡下，透視下で残石の無いことを確認する。腎盂の造影を行い，確認していない腎杯がないかどうか確かめた後にGWを留置する。

■ 膀胱内の結石摘出（膀胱内に摘出した場合のみ）
- バスケットカテーテルで把持する方法やエリックを用いて回収する方法，また膀胱内に尿を多く貯留させ，内筒のみ抜去し，尿が排出する勢いを利用して排出する方法などがある。

結石摘出後の処置

- GWを用いて尿管ステント，尿道バルンカテーテルを留置し，手術を終了する（尿管ステントを留置しない場合もある）。
- 尿道バルンは男性では12～14Fr，女性では14～16Frを留置する。
- 血尿が濃い場合はコアグラでバルンが閉塞するため，太めのサイズを選択する。

上部尿管結石の手術手技

軟性尿管鏡を用いたf-TUL

ポイント
- 基本的に軟性鏡を用いたf-TULを行う。硬性鏡で到達可能であれば，下部，中部尿管結石の手術手技に準じる。尿管アクセスシースと硬性鏡を併用できると破砕摘出の効率がよい 図19 。
- 中部，下部尿管と異なり上部尿管は比較的直線のため，尿管アクセスシースから内視鏡が結石に正対できることが多い 図20, 21 。
- 一方，L3-5の高さの結石で水腎症が強い症例では，結石直下の尿管の屈曲が強く，かなり手技の難易度が高くなる。ここではこの場合の手術手技を解説する。

手技
❶ガイドワイヤー（以下GW）の挿入〜❺尿管鏡の尿管内の進め方は，下部尿管結石の手術手技❶〜❺と同様であるためp.94〜96を参照していただきたい。
❻結石を硬性尿管鏡で確認する。
　このとき，1）硬性鏡で確認できる場合，2）硬性鏡で確認できない場合がある。以下それぞれの場合の手技について解説する。

図19 硬性尿管鏡のみでの上部尿管結石へのアクセス

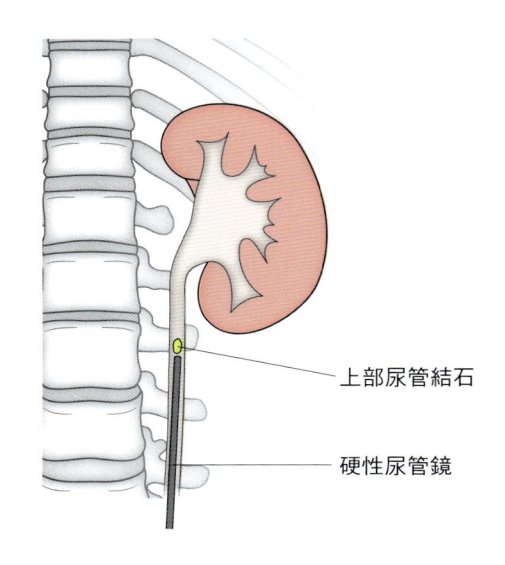

上部尿管結石

硬性尿管鏡

図20 尿管アクセスシースによる上部尿管結石へのアプローチ

上部尿管結石

尿管アクセスシース

尿管アクセスシースの上端はなるべく結石に近く挿入する

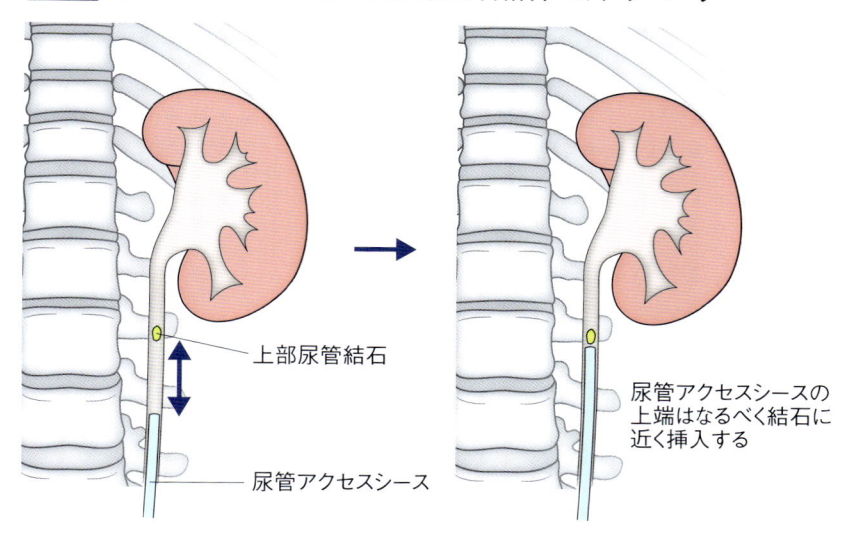

図21 軟性尿管鏡による上部尿管結石へのアプローチ

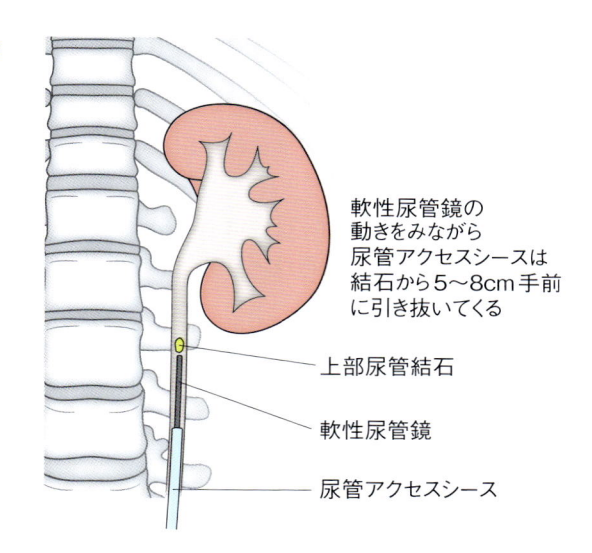

軟性尿管鏡の動きをみながら尿管アクセスシースは結石から5〜8cm手前に引き抜いてくる

上部尿管結石

軟性尿管鏡

尿管アクセスシース

結石が硬性鏡で確認できる場合

- GWを内視鏡下で結石の頭側まで挿入し，尿管アクセスシースを挿入する。尿管アクセスシースの長さは35〜36cmである。このとき，なるべく尿管アクセスシースの先端を結石の近くまで留置する。GWは留置しない。
- レーザー（365μmまたは550μm）で結石を破砕する（リトクラスト®も可能だがpushupの危険性が高いので推奨しない）。助手の灌流も必要最低限とし，結石のpushupを予防する。

結石が硬性鏡で確認できない場合
- この場合はGWを留置し，尿管アクセスシースを留置する．軟性尿管鏡でのアプローチとなる．
- 尿管アクセスシースの長さは35～36cmが一番よい．尿管アクセスシースの先端は結石の手前5～8cmとする．これは軟性鏡の屈曲部分の長さを考慮するためである．この後GWとともに内筒を抜去する．
- 結石摘出時の内視鏡を出し入れする際に，尿管アクセスシースの先端が膀胱側に引き抜けやすい．このため，必ず尿管アクセスシースを糸でオイフに固定する．
- 軟性尿管鏡を挿入するに当たり，助手は灌流を最低限にして視野を確保する（pushup予防のため）．
- 結石に到達できた場合はそのまま破砕に移行する．
- 結石に到達できない場合は，まず尿管鏡より造影を行い，尿路の形態と結石の位置を確認する．軟性鏡内にGWを挿入し，軟性鏡の先端から透視画面と内視鏡画面を併用し，GWを結石まで挿入する．
- GWが結石まで挿入された場合は，軟性鏡をGWに沿って挿入していく．このときの助手の灌流はかなり強めにする．

硬性鏡も軟性鏡でも確認できない場合
- 詳細はトラブルシューティング（p.142）を参照．
- GWが結石の頭側まで挿入可能であれば，尿管ステントを留置して手術を終了する．
- GWが結石を通過しない場合は，1）腎瘻のみ造設して終了，2）腎瘻を造設して，水腎症を軽減してから再度尿管鏡で観察する，3）腎瘻より軟性尿管鏡を挿入しante-URSを行う．

❼レーザーで結石を破砕する．

上部尿管結石のpushupについて

- 尿管結石では結石介在部よりpushupしないで破砕摘出する方法が，結石を摘出する際の移動距離も一番少なく合理的である．
- 手術手技ではpushupを最小限にする方法，最初から器具を用いてpushup防止を行う方法がある．しかし結石介在部での破砕摘出が困難な場合は意図的に腎盂にpushupし，腎結石として治療する方法もある．以下，これらについて解説する．

pushupを防止する方法
- 結石をpushupさせない方法は，
①pushup防止器具を併用する

②大きい尿管結石の場合，意識的に頭側の結石をpushup防止器具のように利用する

の2通りがある。基本的にpushup防止には，灌流圧を低くすることや，尿管アクセスシースから尿管鏡が出ている部分を短くするなどの工夫が必要である。

pushup防止器具を併用する

- 上部尿路結石の破砕の場合には，腎盂へのpushup防止用バスケットカテーテルを使用する方法がある（詳細はp.36を参照）。
- メリットは結石が頭側に移動せずに固定されているために，破砕摘出が効率的に行えることである。
- デメリットは，結石の尾側にカテーテル1本分のデバイスが挿入されるため，内視鏡の動きが制限されることがある。
- 図22 のように，内視鏡下で尿管結石の頭側にpushup防止用バスケットカテーテルを留置する。この後に破砕と摘出を行う。
- 必ずしも灌流液を遮断できるわけではないので，腎盂内圧に注意することは，pushup防止を行っていても同じである。逆流の程度は器具の留置後に造影で確認する必要がある。
- また破砕摘出の終了後に，pushup防止器具を元の状態に戻して抜去し，腎盂まで確認することが必要である。これは小さな結石が腎盂内にpushupされている可能性があるためである。

図22 pushup防止器具を使用した破砕

a：Accordion®を用いたpushup防止

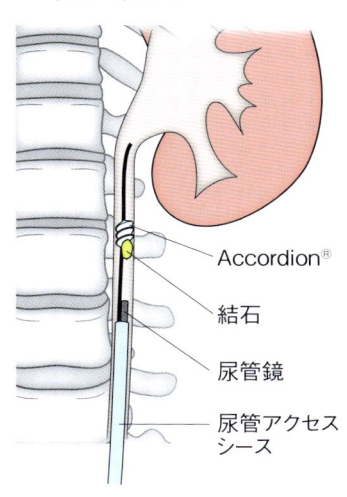

b：StoneCone®を用いたpushup防止

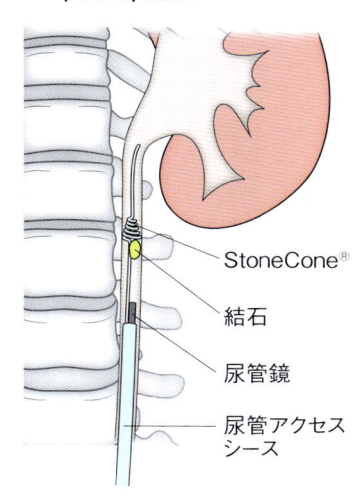

意図的にpushupする

- 通常はpushupをしないほうが，結石の破砕摘出は容易であるが，結石の手前の尿管の走行（屈曲や狭窄）により，結石介在部での破砕摘出よりも，腎盂にpushupしたほうが手技が容易になる場合もある。
- この場合の手術手技は，破砕器具はリトクラスト®を選択するとpushupしやすくなる。
- 軟性尿管鏡の場合はレーザーが必要である。このときはレーザーの設定はpowerを大きくし，ブロック状に破砕し，短時間でpushupすることが大事である。
- この際に結石介在部を越えて腎盂に到達した場合は，腎盂内を吸引し腎盂内圧を低下させる必要がある。またこの吸引によって腎盂内での視野が確保され，操作が容易になる。

レーザーによる結石の破砕

- 通常Power 0.5〜1.0J，Rate 5〜10Hzで施行する。破砕状況をみて適宜増減する必要がある。
- レーザーファイバーは，硬性鏡では365μmや550μmを，軟性鏡では200μmや365μmを使用する。破砕法は「使用機器と基本的使用法：ホルミウムヤグレーザー（Ho-YAG）」（p.26）を参照。
- 尿管結石の場合の破砕は基本的に結石をpushupしないように破砕する。
- また破砕と摘出のバランスが大切である。10mm以上の大きな結石の場合，1回の破砕ですべて破砕してしまうと摘出時にpushupしてしまい，腎盂内での摘出に時間がかかってしまう。例えば結石の下半分を破砕したら摘出し，また残りを破砕するなどの工夫が必要である 図23 。

Web動画 V-8
上部尿管結石破砕：軟性鏡(1)

図23 上部尿管結石の破砕法

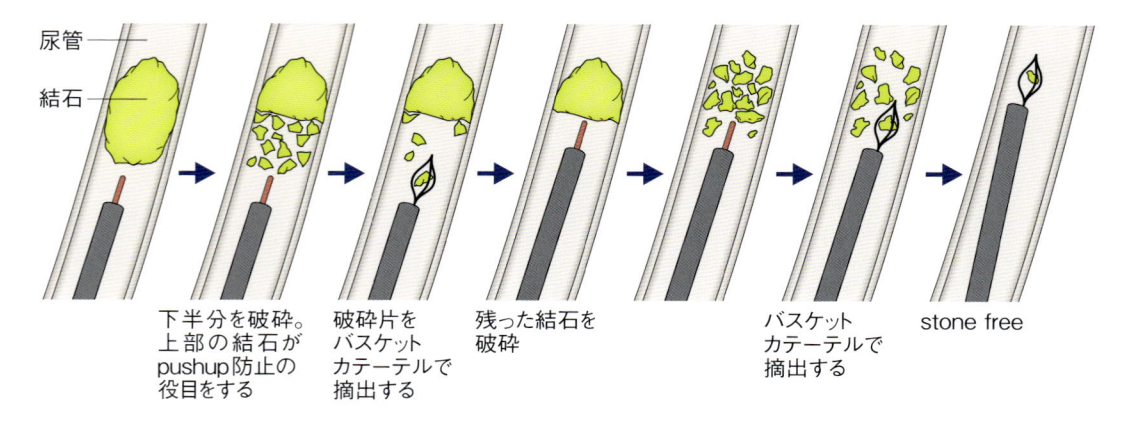

尿管 — 結石 —

下半分を破砕。上部の結石がpushup防止の役目をする → 破砕片をバスケットカテーテルで摘出する → 残った結石を破砕 → バスケットカテーテルで摘出する → stone free

- 手術が経過するほどpushupしやすくなるため，灌流の量や圧，内視鏡の出し入れにも注意する。
- 5〜8mm以下の小さな結石では，一気に破砕してもそれほど問題はない。ただし，尿管内での破砕で視野がとりにくく難しい場合，または複数結石の場合は，あえて大きく破砕し，早期にpushupしてから腎盂内で破砕，摘出を行うほうがよい場合もある 図24 。またpushupした場合には，尿管アクセスシースを頭側にさらに挿入すると，効率よく破砕，摘出ができる場合がある。
- 尿管結石が陥頓していた場合でも，陥頓部の結石が消失していれば，陥頓部を越えてさらに頭側への尿管アクセスシースの留置が可能である。対象結石と尿管アクセスシースの先端の位置を常に意識しておく必要がある。

Web動画 V-9 上部尿管結石破砕：軟性鏡(2)

Web動画 V-10 結石の意図的pushup

結石の摘出と摘出後の処置

- 破砕した結石を体外に摘出する。尿管アクセスシースを留置した場合は，バスケットカテーテルを用いて，そのまま体外に摘出する。
- バスケットによる摘出は，結石の上部から結石を覆うように把持する。
- TULでは可及的に破砕した結石を摘出する。
- 結石の長径が大きくても，結石を縦長に把持すると尿管アクセスシース内を通過できる。
- 内視鏡下，透視下で残石の無いことを確認し，GWを留置する。
- GWを用いて尿管ステント，尿道バルンカテーテルを留置し，手術を終了する(尿管ステントを留置しない場合もある)。

Web動画 V-11〜13 バスケットによる摘出(1)〜(3)

Web動画 V-14 破砕結石の可及的摘出

Web動画 II-15参照 縦持ちによる結石摘出

図24 結石の腎盂への意図的pushup

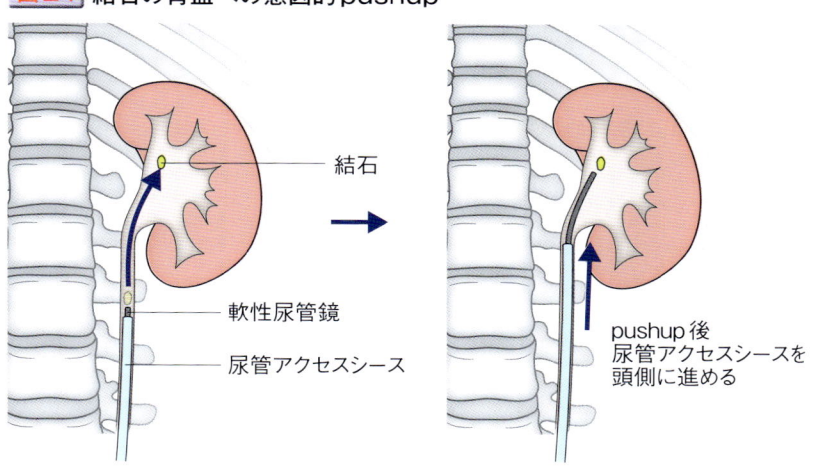

結石
軟性尿管鏡
尿管アクセスシース

pushup後 尿管アクセスシースを頭側に進める

腎結石の手術手技

軟性尿管鏡を用いたf-TUL

ポイント
- 基本的に軟性鏡を用いたf-TULを行う。硬性鏡で到達可能であれば(特に女性)，腎盂，上腎杯の結石が治療可能な場合もあるが，実際の頻度は少ない。
- 腎結石をreposition(結石の場所を移動すること：通常は上腎杯に移動)し，軟性鏡が直線化した状態で破砕ができる位置に結石を置く。
- repositionできない場合は，結石のある場所で破砕が必要となる。特に下腎杯では軟性鏡の屈曲が強く 図25 ，治療の難易度がかなり高くなる。繰り返すが軟性鏡を直線化した状態で操作することが重要である。
- また尿管アクセスシースの先端の位置が破砕，摘出に影響してくるため重要である。ここでは，この場合の手術手技を述べる。

手技
❶ガイドワイヤー(以下GW)の挿入～❺尿管鏡の尿管内の進め方は，下部尿管結石の手技❶～❺と同様であるためp.94～96を参照していただきたい。

❻硬性尿管鏡で可能なかぎり頭側を確認し，GWを留置する。この位置まではGWが正しい腔内にあることになる。透視の画面を記録しておく。頭側のGWがextraの可能性がある場合は，内視鏡下で造影を行ってから，内視鏡を抜去する。

❼尿管アクセスシースを挿入

GWに沿って，尿管アクセスシースを挿入する。尿管アクセスシースの長さは女性で35～36cm，男性の場合45～46cmがよい。このとき，なるべく尿管アクセスシースの先端は尾側の結石の下端の高さまで挿入しておく 図26 。GWは留置せずに内筒とともに抜去する。ただし尿管アクセスシースの挿入が浅いと水腎症ができ視野が良好となるが，灌流が不良となる。また尿管アクセスシースの挿入が深いと腎盂が虚脱する 図27 。このときは，腎盂内圧は上昇しないが，腎盂内でのオリエンテーションは難しくなる。後述のrepositionと結石の摘出を行うときは，やや水腎症をつくったほうが操作しやすい。破砕時は水腎症が少ないほうが灌流もよく視野が良好である。

図25 結石の位置と軟性鏡の屈曲

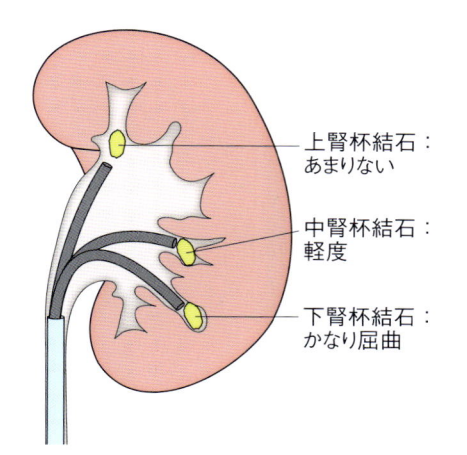

上腎杯結石：あまりない
中腎杯結石：軽度
下腎杯結石：かなり屈曲

図26 尿管アクセスシース先端の高さ

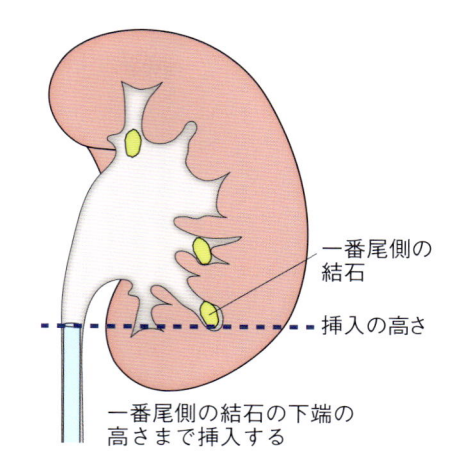

一番尾側の結石
挿入の高さ
一番尾側の結石の下端の高さまで挿入する

図27 尿管アクセスシースの位置

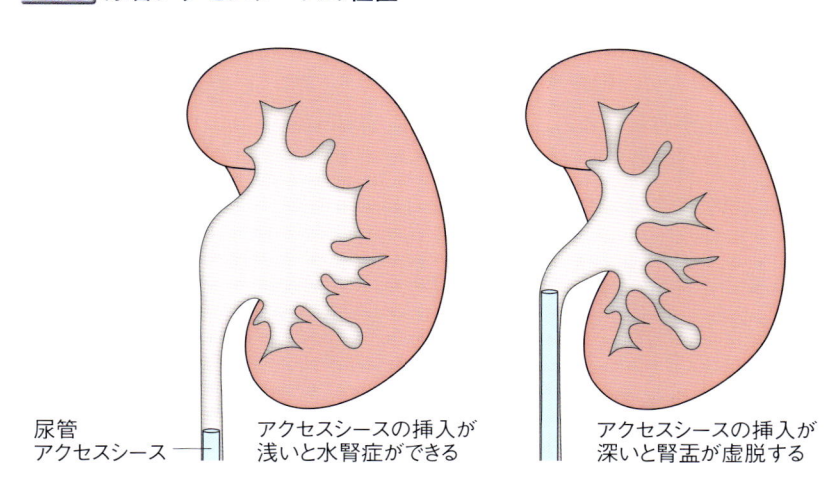

尿管アクセスシース
アクセスシースの挿入が浅いと水腎症ができる
アクセスシースの挿入が深いと腎盂が虚脱する

❽軟性尿管鏡で観察

腎盂内を軟性尿管鏡で観察する．内視鏡が腎盂内に進み，腎盂内が混濁している場合は，ポートから腎盂尿を吸引し，培養に提出する．その後灌流液の注入，吸引を繰り返し，視野の確保を行う．その後に腎盂，上腎杯，中腎杯，下腎杯の順で各腎杯の構造，結石の大きさと場所を確認する．腎盂内では腎盂の軸を意識して操作する 図28 ．このステップは腎盂内でのオリエンテーションを把握するために非常に重要である．

Web動画 V-15
腎盂結石の観察

図28 腎盂の軸

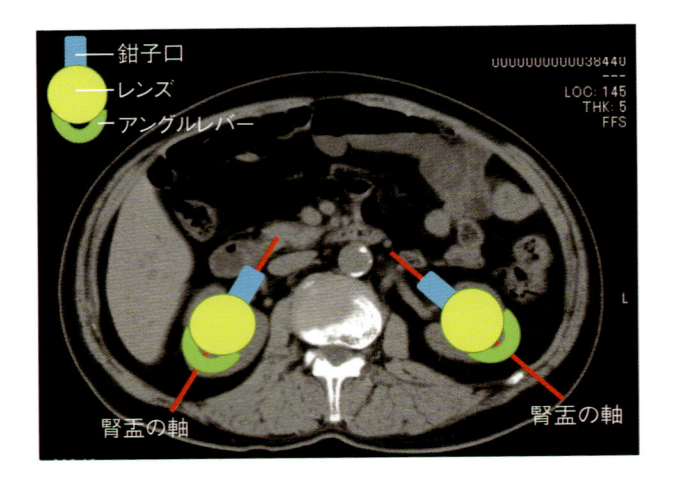

──鉗子口
──レンズ
──アングルレバー

腎盂の軸　　腎盂の軸

❾ 結石のreposition

軟性鏡の操作は，内視鏡が直線化しているほうが容易である。そのため，バスケットカテーテル用いて中腎杯，下腎杯の結石を操作しやすい上腎杯に移動することをrepositionという。特に下腎杯では軟性鏡の動きが制限されるため，上腎杯へのrepositionが効果的である 図29 。

上腎杯に結石がrepositionされた場合に，尿管アクセスシースをさらに結石付近まで挿入すると破砕や摘出が容易になることがある。上腎杯への漏斗部が長く，上腎杯が広い場合は尿管アクセスシースを上腎杯まで挿入することもある（このとき，尿管アクセスシースは屈曲性の高いものが好ましい）図30 。

結石が腎杯に陥頓している場合にはrepositionは不可能である。この場合は結石のある場所で破砕を行う。なるべく大きな破砕片となるように，大きなエネルギーで，最低限の破砕を行い，repositionできるようにする。破砕の効率はレーザーの設定によってもかわってくる。

また腎盂にスペースがあるため，破砕後に砂状の結石が舞い，視野を不良にする。このため，灌流の状態が非常に重要である。灌流を規定する因子は，尿管アクセスシースの径，尿管アクセスシースより頭側のスペースの広さ，形態である。尿管アクセスシースの先端の場所が狭いと灌流も良好である。

水腎症が強い症例は初心者にはやりやすいが，小さな結石片が多くの腎杯に残ったり，届きにくい腎杯が存在することがある。

❿ レーザーにて結石を破砕する

200μmのレーザーファイバーで結石を破砕する。結石が上腎杯のみであれば365μmのファイバーも使用可能である。軟性鏡でのレーザー挿入時には，軟性鏡を尿管アクセスシース内に戻し，直線化した状態でレーザーファイバーを挿入する。

Web動画 II-13 参照
結石のreposition

Web動画 V-16
尿管アクセスシースの上腎杯挿入破砕

図29 結石のreposition

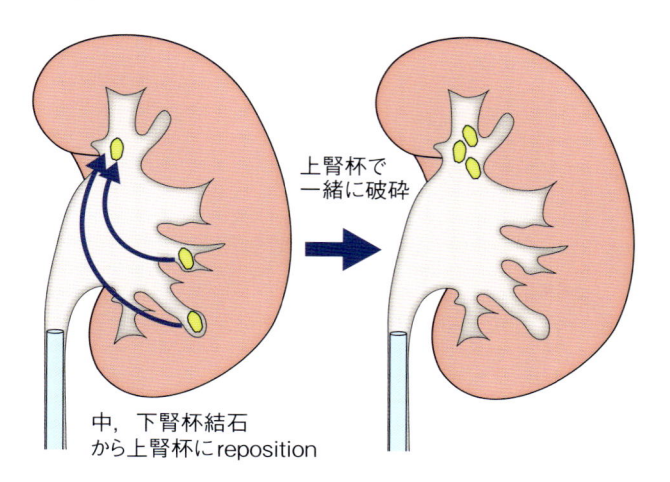

上腎杯で
一緒に破砕

中, 下腎杯結石
から上腎杯にreposition

図30 尿管アクセスシースの
上腎杯への挿入

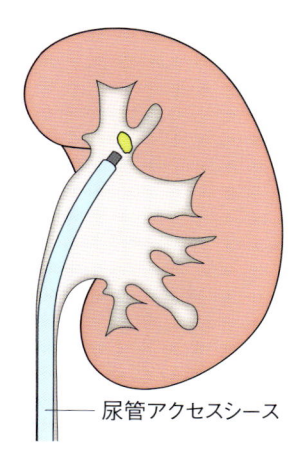

尿管アクセスシース

上腎杯までの経路が直線
的なら尿管アクセスシース
を上腎杯に留置する

通常Power 0.5-1.0J, Rate 5-10Hzで施行する。破砕状況をみて適宜増減する必要がある。破砕法は「使用機器と基本的使用法:ホルミウムヤグレーザー(Ho-YAG)」(p.26)を参照。

破砕開始時の尿管アクセスシースの先端の位置と灌流に注意する。なるべく灌流が良好な状態での破砕が望ましい。腎杯の拡張の程度を常に把握しておく必要がある。このため, 尿管アクセスシースの位置は結石に近い位置にする。

灌流が良好な場合は尿管アクセスシースを少しずつ引き抜いてくる **図31**。このように腎盂の拡張の程度を常に把握しておく必要がある。腎結石における破砕は, レーザーファイバーで軽く結石を腎盂に押し付けて固定して破砕する。小さな結石の破砕も同様に行う。

Web動画 V-17~19
腎盂の固定破砕
(1)～(3)

結石の摘出と摘出後の処置

結石の摘出

- 破砕した結石を体外に摘出する。尿管アクセスシースを留置した場合は, 破砕した結石をそのまま体外に摘出する。
- 摘出に際し, ①結石の大きさの認識と, ②結石と尿管アクセスシースとの距離, ③バスケットカテーテルの選択が重要である。
- ①結石サイズの認識は術中ではバスケットカテーテルやレーザーファイバーの大きさとの比較, 透視画面でも確認できる。多くの結石があった場合は, 小さい結石から摘出していくことが重要である。

Web動画 V-20~23
腎結石の摘出
(1)～(4)

Ⅴ 手術の実際・手術手技

119

図31 尿管アクセスシースの位置と内視鏡の視野

アクセスシースの挿入が浅い：
水腎症（＋）
・視野は広い
・灌流不良

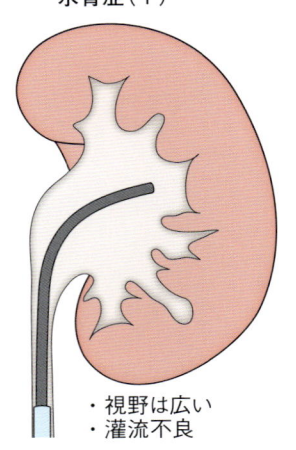

アクセスシースの挿入が深い：
腎盂が虚脱
・視野は狭い
・灌流良好

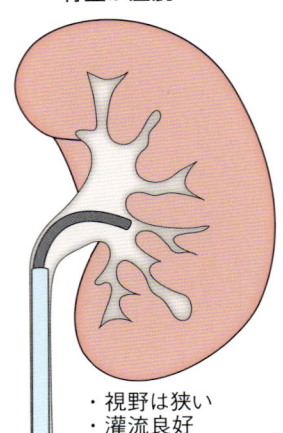

バスケットカテーテルで結石を把持した後，ゆっくりと引いてくる **図32**。尿管アクセスシース内に入った後は速く操作してもよい。把持した結石が途中でひっかかった（スタック）場合には，結石を元の位置に戻さず異なった腎杯に置き，後でまとめて破砕する **図33**。

② 結石と尿管アクセスシースの距離は，破砕終了後なるべく結石にシースを近づけると摘出効率がアップする。

③ バスケットカテーテルの選択は，先端がフレキシブルなものを使用する。1〜2mm大の細かい結石が多い場合には，メッシュ状のN-Compass®が有用である（使用機器と基本的使用法のp.36参照）。

0.5〜1mm大の結石は自然に排出する可能性が高いが，手術時間に余裕があれば摘出する。

結石と尿管アクセスシースの距離

- 尿管アクセスシースの内径と摘出結石の外径が重要である。結石と尿管アクセスシースの先端の距離が長いと往復に時間がかかり非効率的である。なるべく結石と尿管アクセスシースの距離を短くすると，結石が大きく摘出不可能な場合もリリースする時間が短くて済み，効率的に摘出が行える。

- また尿管アクセスシース内に結石片が下降してくることがある。この場合には軟性鏡の動きを制限させ，また無理に操作すると軟性鏡の破損につながる。内視鏡で尿管アクセスシース内の結石を認めた場合には尿管カテーテルでシース内を洗浄し，結石を排出させることが必要である。

Web動画 **V-24**
N-Compass®による結石摘出

Web動画 **V-25**
小さな結石の摘出

Web動画 **V-26**
尿管カテーテルによる洗浄

図32 バスケットカテーテルで結石把持後の操作ポイント
結石を把持した後，腎杯から尿管アクセスシースの内部までゆっくりと引いてくる。

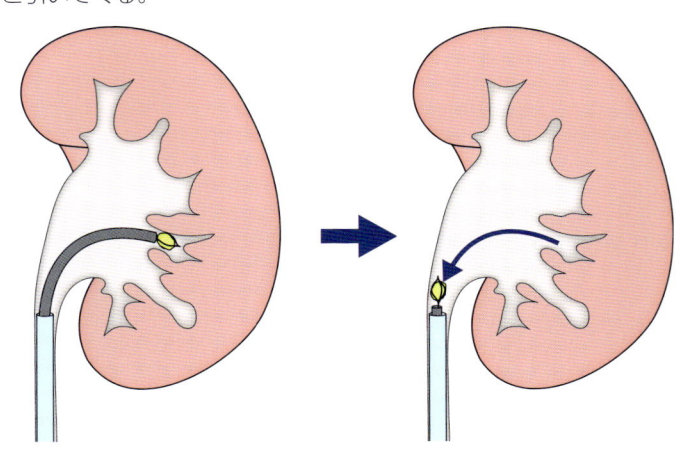

図33 結石がスタックした場合の対応
スタックした結石は異なった腎杯に置く。

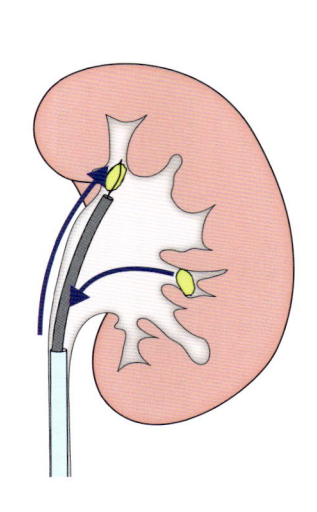

残石の確認と結石摘出後の処置

- 摘出終了後に灌流が良好であれば腎盂内を軟性鏡の観察下で灌流液をフラッシュし，小さな結石を排出させる。
- 灌流が不良であれば手術開始時と同様に腎盂内を吸引し，生理食塩水で洗浄を行いsmall fragmentを摘出する。
- 腎盂を造影した後にGWを留置する。GW先端が腎盂粘膜を貫通していないかを確認する。
- GWをそのままにして，尿管内に残石が無いことを確認しながら尿管鏡を抜去する。
- GWを用いて尿管ステント，尿道バルンカテーテルを留置し，手術を終了する（造影剤の流れが良好であれば尿管ステントは留置しない）。

Web動画 **V-27**
腎盂内の尿管アクセスシース下フラッシュ

Web動画 **V-28**
吸引によるsmall fragmentの摘出

下腎杯結石の手術手技

軟性尿管鏡を用いた f-TUL

ポイント

- 軟性鏡を用いた f-TUL を行う。腎結石を reposition（結石の場所を移動すること：通常は上腎杯に移動）し，軟性鏡が直線化した状態で破砕ができる位置に置く。
- reposition が不可能な場合は reposition を念頭におき，結石のある場所で一部破砕することが必要となる。
- 下腎杯では軟性鏡の屈曲が強く，結石までの到達が困難なことが多いため，治療の難易度がかなり高くなる。また尿管アクセスシースの先端の位置 図34 （結石の下端に合わせる。 図26 ）が破砕，摘出に影響してくるため重要である。
- 術前の準備として画像診断や器機の選択が重要である。

器機の準備

- 下腎杯結石は軟性尿管鏡で治療を行うが，器機の選択が重要である。

軟性尿管鏡

- 上下のアングルが270°まで屈曲できる内視鏡を用いる必要がある。また外力によりシャフトがしなやかに曲がるパッシブベンディングの機能をもっている軟性鏡も有用である。
- デュアルチャンネルの軟性尿管鏡も灌流の良好性から下腎杯結石の治療に有効と思われる。

レーザーファイバー

- 下腎杯結石では内視鏡の屈曲が重要である。レーザーファイバーの選択により軟性鏡の屈曲角度が異なってくる。
- 図35 のように270°屈曲する内視鏡でも，レーザーファイバーを挿入すると屈曲角度が低下する。ここで注意が必要なのはレーザーファイバーの名称と実際の直径が異なることである。表1 に示すように200の名称でも238 μm から408 μm まで幅がある。またそれに伴い内視鏡の屈曲角度と灌流量に違いがみられる。現時点で最も細径で屈曲性の高いレーザーファイバーは ENDOBEAM™ 200 μm である。

図34 尿管アクセスシースの位置合わせ

下腎杯結石 ／ 尿管アクセスシースの先端

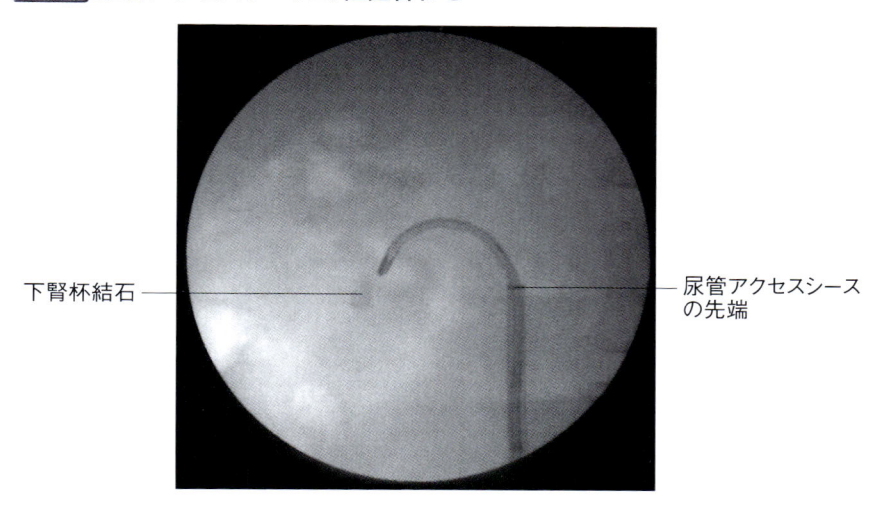

図35 軟性尿管鏡の屈曲角度

a：レーザーファイバーなし，270°屈曲

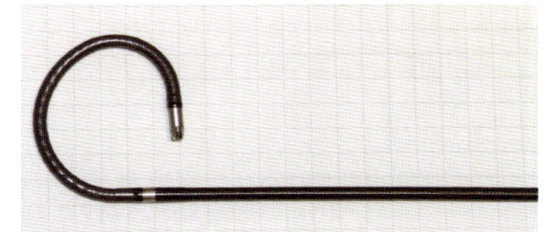

b：レーザーファイバーあり，約240°屈曲

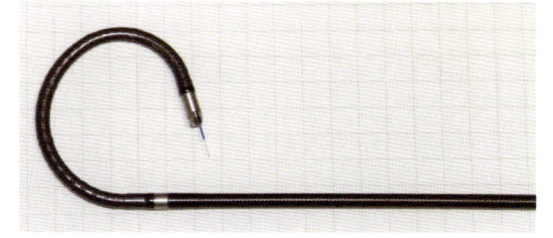

表1 ファイバーの名称と径
200の名称でも200μmではない。

Sharplan 200	238
Dornier LG Super 200	390
Lumenis SL 200	408
IQinc SureFlex 273T	422
Lumenis SL 365	520
Dornier 4000	717
IQinc 400	719

(Knudsen 2005 JE)

V 手術の実際・手術手技

バスケットカテーテル
- 着脱可能なバスケットカテーテルでは把持した状態でスタックしても，ハンドルからバスケットを外すことが可能である．このため内視鏡を引き抜くことが可能で，その後にバスケットとハンドルを再接続することができる(THSストーンバスケット®)図36。

Yアダプター
- 「使用機器と基本的使用法」の項(p.44)でも述べたが，2種類のデバイスが使用可能であり，トラブル発生時に有用である．

手技

❶ガイドワイヤー（以下GW）の挿入〜❻結石の確認は，下部尿管結石の手技❶〜❻と同様であるためp.94〜96を参照していただきたい．

❼尿管アクセスシースを挿入

GWに沿って，尿管アクセスシースを挿入する．尿管アクセスシースの長さは女性で35〜36cm，男性の場合45〜46cmがよい．このとき，尿管アクセスシースの先端の位置を下腎杯結石の下端に合わせる(図26参照)．GWは留置せずに内筒とともに抜去する．

❽軟性尿管鏡で観察

腎盂内を軟性尿管鏡で観察する．内視鏡が腎盂内に進み，腎盂内が混濁している場合はポートから腎盂尿を吸引し，培養に提出する．その後灌流液の注入，吸引を繰り返し，視野の確保を行う．その後に腎盂，上腎杯，中腎杯，下腎杯の順で各腎杯の構造，結石の大きさと場所を確認する．特に上腎杯の広さと峡部の距離，下腎杯結石の大きさ，陥頓の状態(floatingの有無)，峡部の距離を観察する．

図36 着脱可能なバスケットカテーテル

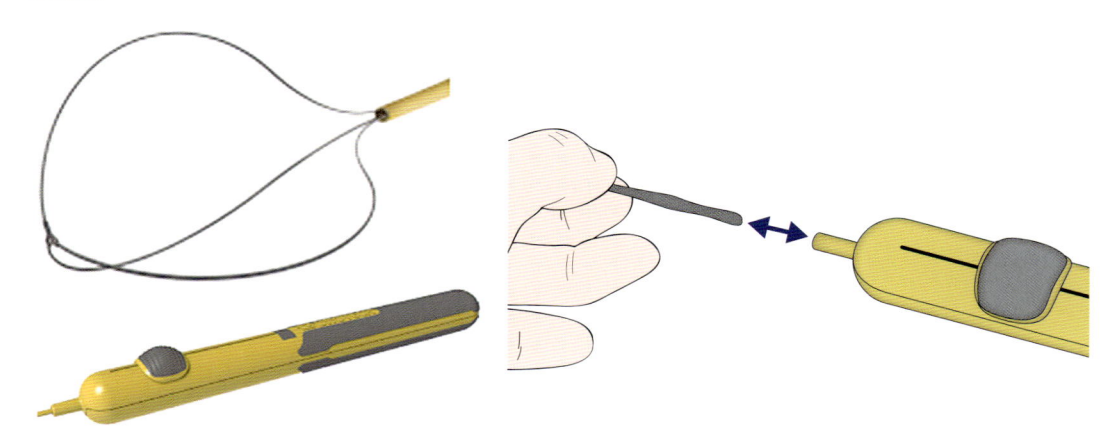

下腎杯では軟性鏡にアングルをかけて観察する。このときの注意点は，水腎症の調節である。助手の灌流と尿管アクセスシースの位置により水腎症をコントロールし，下腎杯とその結石が見やすい状況をつくる。水腎症が強いと軟性鏡が届きにくくなることがあるため調節を行う。またレーザーファイバーが画面上に出くる7～8時方向に結石が見えるかを確認しておく。このステップは腎盂内でのオリエンテーションを把握するために非常に重要である。

❾結石のreposition

軟性鏡の操作は，内視鏡が直線化しているほうが容易である。そのために下腎杯の結石を操作しやすい上腎杯にバスケットカテーテル用いて移動することをrepositionという。下腎杯では軟性鏡の動きが制限されるため，上腎杯へのrepositionが効果的である。

下腎杯結石がフローティングしている場合：バスケットカテーテルでrepositionを行う。バスケットカテーテルは1.5Fr以下で先端の屈曲性の高いものを使用する。1.5cm以上の結石をrepositionする場合は，大きなループ（2cmのもの）のバスケットカテーテルを使用する。

repositionを行う場合には，あらかじめ結石を移動する予定の上腎杯の大きさや場所を観察し，下腎杯から上腎杯への経路を確認しておく。

下腎杯結石を把持した後に上腎杯にrepositionを行う。結石がある程度大きいと，内視鏡画面を結石が占めてしまい，視野が不良になる。この場合には少しバスケットカテーテルを先に出し，視野を確保する。助手はこのときに灌流を増加させてやや水腎症を強くして，repositionのための腎盂内の空間をつくる。術者が少し尿管アクセスシースを引いてもよい。上腎杯で結石をリリースする。この後は通常の上腎杯結石の破砕と同様である。上腎杯にrepositionした結石を透視画面で確認しておく。上腎杯に結石がrepositionされた場合に，尿管アクセスシースをさらに結石付近まで深く挿入すると破砕や摘出が容易になることがある。上腎杯への漏斗部が長く，上腎杯が広い場合は尿管アクセスシースを上腎杯まで挿入することもある（このとき，尿管アクセスシースは屈曲性の高いものが好ましい）。

repositionできない場合：結石が腎杯に陥頓している場合にはrepositionは不可能である。この場合は結石のある場所で破砕を行う。なるべく大きな破砕片となるように，大きなエネルギーで，最低限の破砕を行い，repositionできるようにする 図37 。

尿管アクセスシース内に尿管鏡を戻し，内視鏡を直線化し，レーザーファイバーを挿入する。レーザーファイバーの種類はなるべく尿管鏡の屈曲をさまたげない200μmのものを使用する。同じ200μmの名称でも実際の径が異なるものがあり，注意を要する。当院では屈曲が良好なENDOBEAM™ 200μmを使用している。

下腎杯結石をレーザー破砕する。このときは尿管アクセスシースをなるべく深く挿入し，灌流の状態を良好にする。また助手の灌流もやや強めにすると視野も良好になるため，破砕片が水流で移動できるくらいにする。もちろん灌流の状態，腎盂の拡張をみながらの調節が必要である。灌流が強すぎて水腎症が強くなりすぎると結石に届きにくくなるため注意が必要である。

破砕の効率は前述のようにレーザーの設定によってもかわってくる。また腎盂にスペースがあるため，破砕後に砂状の結石が舞い視野を不良にする。このため，灌流の状態が非常に重要である 図38 。灌流を規定する因子は，尿管アクセスシースの径，尿管アクセスシースより頭側のスペースの広さ，形態である。尿管アクセスシースの先端の場所が狭いと灌流も良好である。

水腎症が強い症例は初心者にはやりやすいが，小さな結石片が多くの腎杯に残ることがあり，結石の再発に関連してくる可能性がある。

上記の工夫を行っても，下腎杯結石に届かない場合には，

- レーザーファイバーが結石に接触できない場合でも，レーザーのenergyを1.5〜2.0Jまで上昇させると必ずしもレーザーファイバーが結石に当たっていなくても，すぐ脇の結石が移動して破砕されることがある。
- 内視鏡で結石が観察できるがレーザーファイバーの出る方向が異なるため破砕が不可能な場合は，カメラヘッドを180°回転して装着し，アングルレバーを上にした状態で使用する方法を行う〔「トラブルシューティング」の項の"破砕時にレーザーファイバーがうまく結石にあたらない"(p.150)を参照〕。

❿内視鏡下，透視下で残石の無いことを確認し，GWを留置する。
⓫GWを用いて尿管ステント，尿道バルーンカテーテルを留置し，手術を終了する(尿管ステントを留置しない場合もある)。

Web動画 V-29
下腎杯結石のレーザー破砕

Web動画 V-30
下腎杯の観察

Web動画 V-31
下腎杯結石の摘出

図37 repositionできない結石の処理

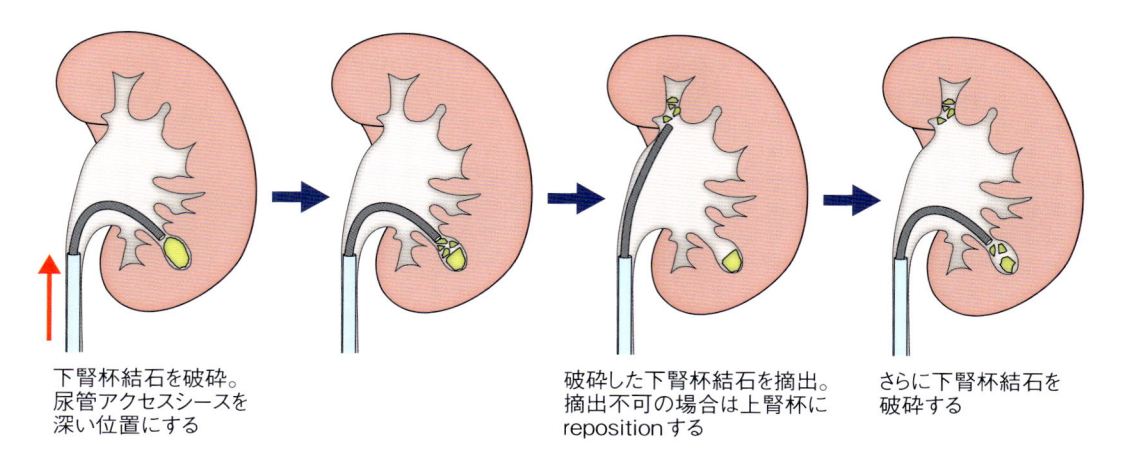

下腎杯結石を破砕。
尿管アクセスシースを
深い位置にする

破砕した下腎杯結石を摘出。
摘出不可の場合は上腎杯に
repositionする

さらに下腎杯結石を
破砕する

図38 腎盂の広さと砂状結石の排出

a：腎盂が広いタイプ

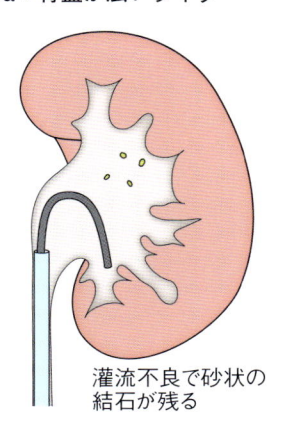

b：腎盂が狭いタイプ

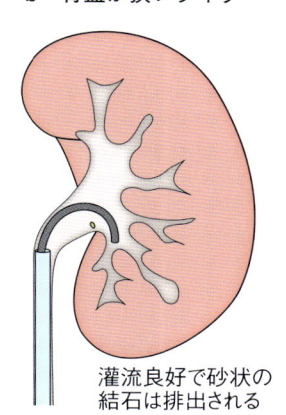

灌流不良で砂状の
結石が残る

灌流良好で砂状の
結石は排出される

下腎杯結石処置時のトラブルシューティング

バスケットが抜けなくなった場合の対処

- 下腎杯で結石を把持したらバスケットカテーテルが抜けなくなることがある。
- 下腎杯結石の治療は既述のように上腎杯へのrepositionが重要なため，下腎杯結石をバスケットカテーテルで把持する必要がある。このときにreposition可能と判断しても下腎杯への峡部でスタックすることはときどき起きるトラブルである。この場合の対処法を述べる。

①再度ゆっくりと下腎杯に戻す。repositionのときに速く移動させると，峡部に強く陥頓するため，ゆっくりとrepositionする。
②灌流で水腎症をつくりスペースを大きくする 図39 。助手が強めに灌流を行い，適度な水腎症をつくり，下腎杯に戻す。
③再度，把持し直す。
④バスケットカテーテルのポートを緩め，内視鏡のみを尿管アクセスシースに戻し，Yアダプターのもう一つのポートからレーザーファイバーを挿入する。ファイバーは200μmの屈曲性の高いものが必要である。かならず尿管アクセスシース内でレーザーファイバーの先端を確認する。
　バスケットカテーテルに沿わせて，下腎杯まで内視鏡を進める。なるべく結石のみを破砕し，バスケットが外れるようにする。レーザーの設定はなるべくrateを低くし，powerを徐々に上げていく。誤ってバスケットカテーテルを切断した場合は，すぐに内視鏡から取り出し，バスケットワイヤーの一部が脱落していないかを確認する。バスケットカテーテルの一部が体内に残っている場合は，新しいバスケットワイヤーを用いて必ず摘出する。
⑤内視鏡を尿管アクセスシースまで引き 図40 ，バスケットを分解あるいは切断し，レーザーで破砕する。
⑥PNLで破砕，摘出する。
● 上記の方法でバスケットカテーテルが外れない場合には，経皮的アプローチが必要になる。それでも不可能な場合は開腹術が必要となる。しかしこのような状況にならないように予防することが重要である。

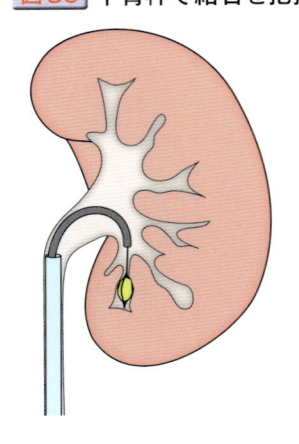

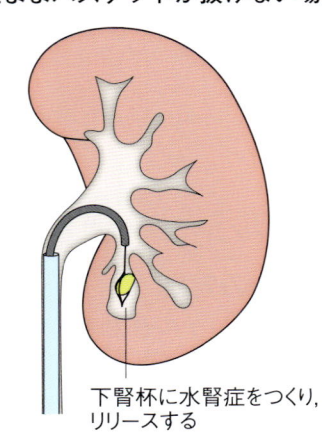

図39 下腎杯で結石を把持したままバスケットが抜けない場合の対処（1）

下腎杯に水腎症をつくり，リリースする

図40 下腎杯で結石を把持したままバスケットが抜けない場合の対処（2）

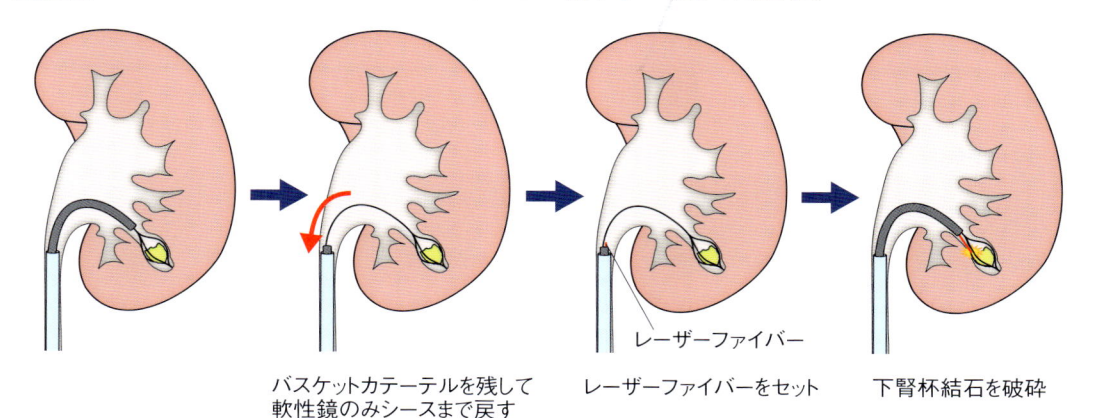

バスケットカテーテルを残して軟性鏡のみシースまで戻す　　レーザーファイバーをセット　　下腎杯結石を破砕

レーザーファイバー

予防法

①術前評価

　結石のサイズをKUB, CTで確認しておくこと，下腎杯の形状（infundibulopelvic angle, length and width）を確認すること，上腎杯のスペースや下腎杯からrepositionが可能かどうか，TULの適応かどうか（PNLか？）を術前に評価しておくべきである。

②軟性尿管鏡の屈曲角度やパッシブベンディングの有無，デュアルチャンネルの内視鏡を使用する。

③バスケットカテーテル：着脱可能なバスケットカテーテル，細径なものを使用する。

④レーザーファイバー：軟性鏡の屈曲角度を妨げないものを使用する。

⑤Yアダプター：同時に2種類のデバイスを併用が可能となる。

⑤術中の所見

　術前の準備も非常に大事であるが，術中の所見も重要である。従前の画像所見と実際の内視鏡所見は異なることがあるため，repositionするか，その場で破砕するかを判断することになる。また判断できなければ造影など行う，バスケットで把持してみるなどの選択肢がある。これは経験が必要であるが，常にいろいろな選択肢をもっておくことが重要である。

複数結石の手術手技

治療方針

ポイント
- 複数結石では尾側の結石がフローティングしているかが重要である。両方の結石の位置が近くフローティングしていれば，頭側の結石までpushupし，同じ場所で一緒に破砕，摘出する。
- フローティングではなく嵌頓している場合や両方の結石が離れている場合には，それぞれの結石を破砕，摘出する。

結石の部位，個数と治療方針
- 下記のように尿路結石が複数個ある場合には，どのような治療方針をたてるかが重要である。

①腎結石＋尿管結石(上部，中部または下部) 図41
②上部尿管結石＋下部尿管結石，上部尿管結石＋中部尿管結石 図42

- 尿路結石を複数個認める場合の治療回数については，1) 1回ですべて摘出する，2) 複数回の治療で摘出する，の2通りがある。2)の場合は，これまで解説してきた方法をそれぞれの結石に行えばよい。1)の複数の結石を1回ですべて摘出する場合は治療方針が少し異なる。
- 複数個の結石を同時に治療する場合の方針は，それぞれの結石を破砕し，摘出する方法，または尾側の結石を頭側の結石に移動させ，同じ場所で破砕，摘出を行う方法がある。
- 治療方針は，尾側の結石が尿管壁に嵌頓しているか，フローティングしているかにより異なる。嵌頓している場合はその場所で破砕，摘出が必要である。フローティングしている場合は2通りを考える。

①その場で破砕，摘出する。
②尾側の結石を頭側の結石までpushupし，同じ場所で破砕すると効率がよい。特に黒褐色のシュウ酸カルシウム第一水和物などの結石は表面が平滑でフローティングしていることが多いため，容易にpushupできる。

手技

- 下部，中部尿管結石ではそれぞれの項で解説した方法を行う。
- 尾側の結石をpushupする方法は，
①灌流液のフラッシュ，または内視鏡の先端を用いて軽く押す方法がある。ただし腎盂内圧の上昇に十分気をつけ，適宜吸引を併用する。

Web動画 V-10
結石の意図的pushup

図41 結石の部位と個数による治療方針（1）

a：腎結石＋下部尿管結石の場合

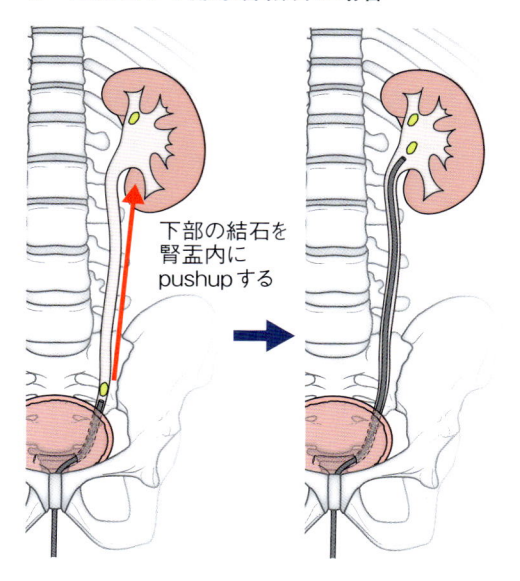

下部の結石を腎盂内にpushupする

b：腎結石＋中部尿管結石の場合

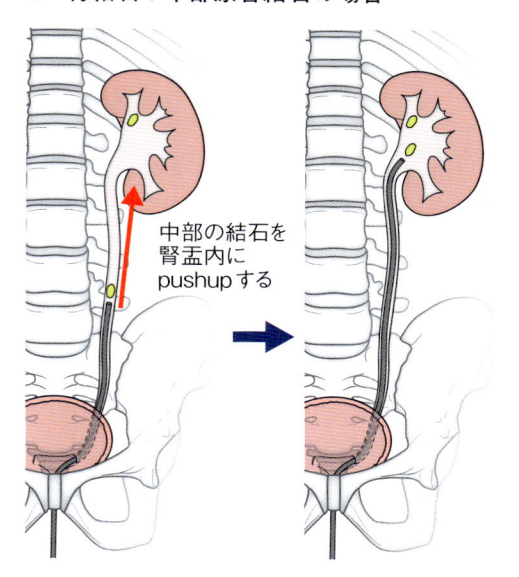

中部の結石を腎盂内にpushupする

c：腎結石＋上部尿管結石の場合

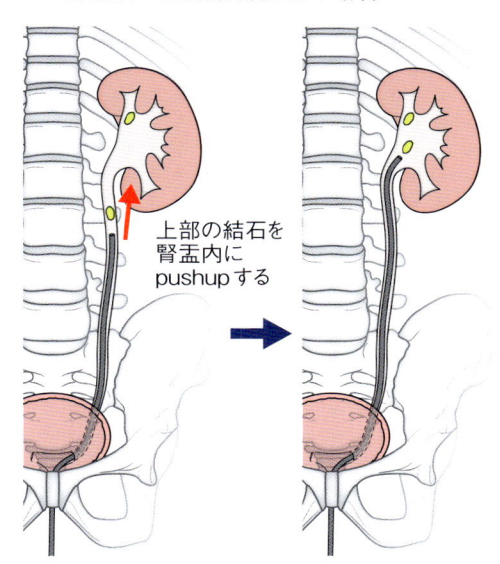

上部の結石を腎盂内にpushupする

図42 結石の部位と個数による治療方針（2）

a：上部＋下部尿管結石の場合

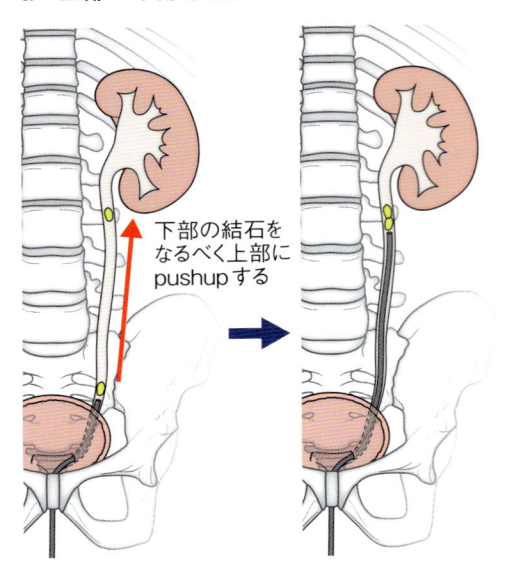

下部の結石をなるべく上部にpushupする

b：上部＋中部尿管結石の場合

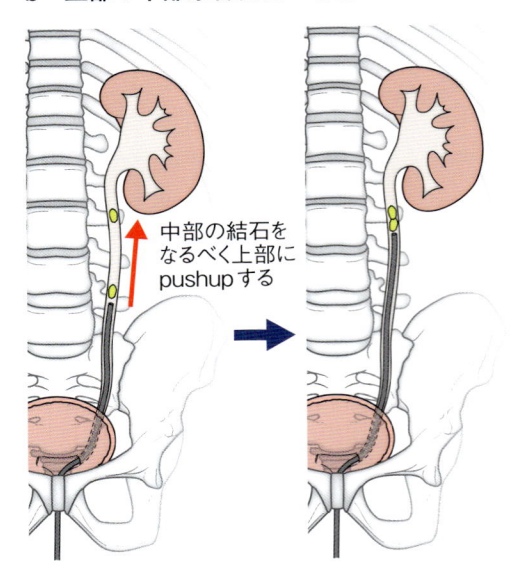

中部の結石をなるべく上部にpushupする

②レーザーまたはリトクラスト®でpushupする。リトクラスト®のほうがpushupしやすい。

- リトクラスト®ではレーザーに比してpushup（結石の頭側への移動）が大きいため，pushup防止器具を併用すると効果的である。しかし，複数結石の場合にはあえて結石をpushupし，複数結石を同じ場所で一緒に破砕する方法が可能となる。
- レーザーによる破砕では通常Power 0.5〜1.0J，Rate 5〜10Hzで施行するが，pushupが目的の場合には，レーザー設定のpowerを上げて灌流を強めにするとpushupが可能となる。ただし腎盂内圧の上昇に気をつける。

ストーンストリートの場合の手術手技

ポイント

- ストーンストリートでは尿管内に多量の結石片が存在しているため，治療に難渋することが多い。ストーンストリートの長さと下端の結石までのアクセスの状態により治療法を選択する。
- 軟性尿管鏡の使用が有効である。腎盂内圧の上昇に気を付ける必要がある。
- 上部尿管では尿管アクセスシースの挿入が不可欠である　図43 。あらかじめ尿管ステントが留置されていると太い尿管アクセスシースが挿入可能なため，破砕と摘出の効率が上昇する。

図43 ストーンストリートの結石摘出手技（1）

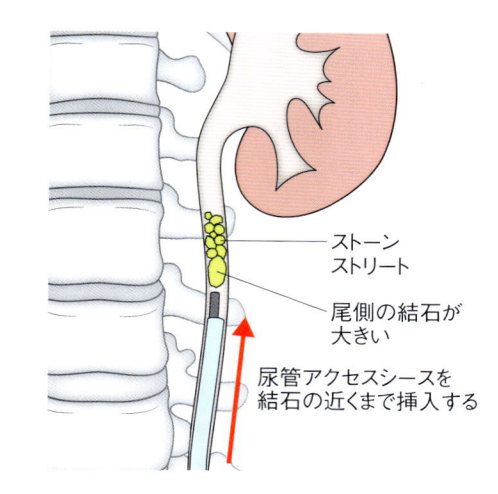

ストーンストリート
尾側の結石が大きい
尿管アクセスシースを結石の近くまで挿入する

- ストーンストリートでは破砕と摘出を繰り返すため，レーザーとバスケットをその都度交換していると時間をロスする。そのため内視鏡に挿入するデバイスは，レーザーとバスケットの両方が挿入できることが好ましい。
- 完全に結石を摘出できなくても，最低限ガイドワイヤーを挿入し，尿管ステントを留置して終了する。

ストーンストリートの距離が短い場合（1〜2cmまで）

- 結石量が少ない場合は通常のTULに準じて行う。
- ストリートの尾側の結石が尿管の径より大きいことが多いので，最下端の結石を破砕する必要があることが多い。

手技

❶ ガイドワイヤー（以下GW）の挿入：膀胱鏡下に患側尿管口よりGWを挿入する。
❷ GWに硬性尿管鏡を被せ，尿道，膀胱を経て尿管口へ挿入する。
❸ ストーンストリートの下端の結石まで観察する。
　以降の処置は結石までのアクセスが容易かどうかを確認し，下記の手順で進める。

結石までのアクセスが容易な場合：下部尿管の場合

❹ 硬性鏡を使用し，レーザーまたはリトクラスト®で破砕する。
❺ 最下端の結石から順番に破砕と摘出を繰り返していく。一番尾側の結石を破砕するとそれより頭側の結石は小さいことが多い。硬性鏡の場合はある程度ストーンストリートの内部まで破砕しながら内視鏡を進めてもよい。ただしあまり頭側に内視鏡を進めると内視鏡がスタックし動かなくなるため，少しずつ破砕する。また破砕はなるべく小さい破砕片とし，尿管壁に嵌頓しないような大きさにすることが大事である。このためレーザーpowerの設定はなるべく低めにする。

❻バスケットカテーテルで奥の結石を把持すると手前の結石がひっかかりスタックすることがあるため，手前の結石から順に摘出していく 図44 。破砕と摘出を交互に繰り返すため，内視鏡にレーザーとバスケットが両方とも挿入されている状態での操作が効率アップにつながる。

結石までのアクセスが容易な場合：中部から上部尿管の場合

❹中部尿管より頭側であれば，尿管アクセスシースを留置した後にTULを行う。最下端の結石になるべく近い場所まで尿管アクセスシースを挿入する。尿管アクセスシースの先端の位置は，硬性鏡なら結石の直下まで，軟性鏡なら結石の5cm前後手前とする。メリットは灌流が良好になることと，結石の大きさを尿管アクセスシースの先端の径で判断できることである。

❺前述のように結石の破砕はなるべく小さな結石片にすることが重要である。このためレーザーの設定はなるべく低めにする。ストーンストリートの場合には結石量が多いため，内視鏡と尿管アクセスシースの間に結石片が嵌頓し，内視鏡がスタックする可能性があり注意が必要である。少しでも内視鏡の動きに抵抗がでてきた場合には，細かい結石片を排出させる必要がある。シリンジでの生理食塩水のフラッシュや尿管カテールを用いて尿管アクセスシース内を洗浄する方法が有効である。

Web動画 V-26
尿管カテーテルによる洗浄

結石までのアクセスが難しい場合

❹最下端の結石まで尿管鏡で到達が難しい原因は，尿管の屈曲または狭窄である。この場合は尿管ステントを留置して1～2週間後に再度TULを行うか，腎瘻造設を行い，ante-URSやPNLを施行する方法が必要である〔「トラブルシューティング」の項(p.142)参照〕。

図44 ストーンストリートの結石摘出手技(2)

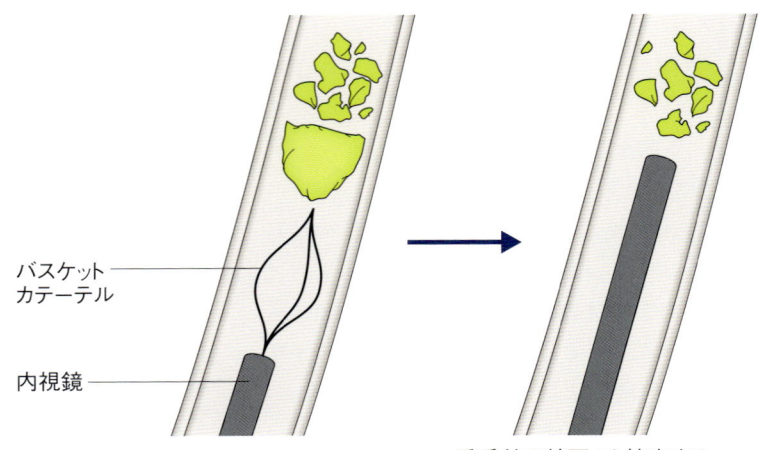

バスケットカテーテル
内視鏡

一番手前の結石から摘出する

術前に尿管ステントが留置されている場合：尿管ステントを抜去する際にGWをセイフティGWとして残しておくと，手術中のメルクマールとなり有用である．ストーンストリートの量が少ない場合にはセイフティGWは不要である．

■ ストーンストリートの距離が長い場合（2cm以上）
- 下部から中部尿管，または中部から上部尿管にわたる長い距離のストーンストリートは治療の難易度が高く，通常のTULの方法では困難なことが多い．
- 結石までのアクセスが非常に良好で尿管アクセスシースが留置できた場合にはTULのみで施行可能な場合もあるが，通常は腎瘻造設を念頭におく必要がある．水腎症を呈していることが多いため，腎瘻の造設は容易で治療開始前または治療開始早期に施行する．腎瘻造設することで，腎盂内圧を低下させることができ，灌流液の流れが尿管から腎盂の方向になり，結石片をpushupできる．
- 腎盂内にpushupした後に，尿管アクセスシースをUPJ付近まで上げるように試みる．
- 尿管アクセスシースが腎盂近くまで上がった後は，1)尿管アクセスシースから軟性鏡下で摘出する方法 図45a ，2)腎瘻カテーテルから排出できるくらいの大きさまで破砕する方法 図45b ，3)結石体積が大きい場合には軟性鏡観察下で腎瘻を拡張しPNLで結石を摘出する方法 図45c ，の3つの方法がある．
- 尿管アクセスシースが腎盂近くまで挿入できない場合には2)，3)を行う．結石をすべて摘出することが理想的ではあるが，結石のボリュームが多い場合は結石を残して終了する可能性がある．
- 可及的に結石を破砕し，自排石を期待する方法もある．この場合は術後に尿管ステントを留置することが最低限の目標となる．排石がない場合は2期的な手術（TULやESWL）が必要である．

手技
- 体位については術前に腎瘻を造設する場合は腹臥位で行い，その後砕石位に変更する．
- 修正Valdivia体位では，腎瘻の造設が術前または術中のどちらでも可能である．
- 腎瘻カテーテルの径は結石量によるが，8Frのピッグテイルカテーテルから14Frの腎盂バルーンカテーテルなどを用いる．

UPJ
ureteropelvic junction
尿管腎盂移行部

PNL
percutaneous nephrolithotripsy
経皮的尿管砕石［術］

ESWL
extracorporeal shockwave lithotripsy
体外衝撃波砕石術

図45 ストーンストリート距離が長い場合の手技

a：尿管アクセスシースから軟性鏡下で摘出する

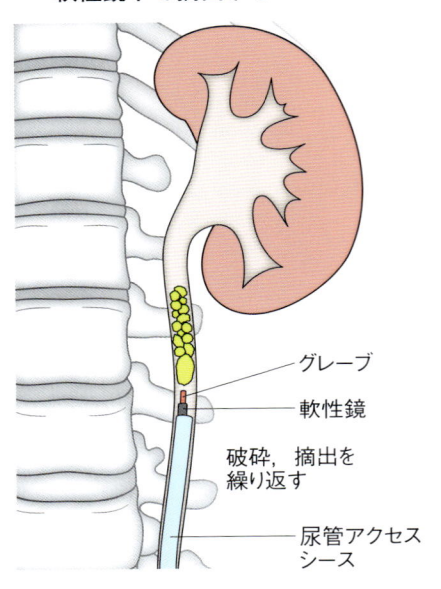

- グレーブ
- 軟性鏡
- 破砕，摘出を繰り返す
- 尿管アクセスシース

b：腎盂内にpushupし，腎結石としてTULを施行する

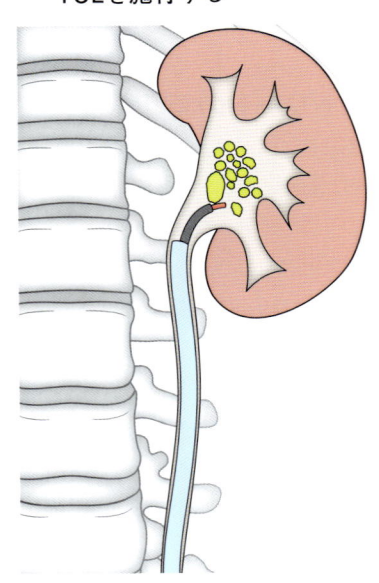

c：腎盂内にpushupし，腎瘻造設，あるいはPNLに移行する

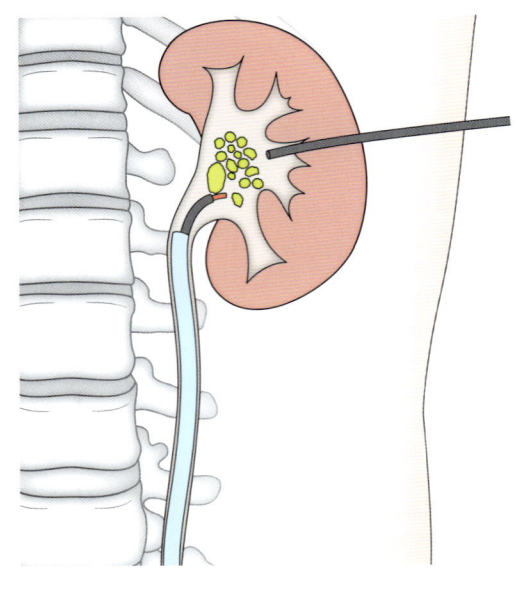

- 手術手技は基本的にはストーンストリートの距離が短い場合と同様である。術中に，①尿管内の結石摘出を尿道側から行う方法と，②なるべく早期に結石をpushupし，腎瘻から結石を摘出する方法のどちらを選択するかを判断しなければならない。基本的には尿管アクセスシースからの摘出であるが，効率が悪い場合には腎瘻からの摘出を考慮する。

腎瘻を術前に造設した場合
- この場合には，通常よりも灌流量を上げることができるため，良好な視野で破砕摘出が可能である。
- 結石の摘出が難しい場合にはレーザー設定を低くし，砂状に破砕する。
- 腎瘻からの灌流を常に確認する。砂状の破砕片でカテーテルが閉塞することがあるためである。内視鏡画面が悪化してきた場合には，カテーテルの閉塞を疑う。シリンジによる吸引や逆行性の造影で確認することができる。

腎瘻を術中に造設する場合
- 尿道側からのアプローチが難しいと術中に判断した場合には，腎瘻造設を行う。尿管鏡からの灌流で水腎症をつくり，腎瘻造設を行う。前述のようにante-URSまたはPNLを行うため，中腎杯または上腎杯に腎瘻を造設する。
- 残石のある状態で終了する場合には，なるべく結石を小さくし，自排石が可能になるようにポップコーン効果(p.30を参照)を使用することもある。

ante-URS の手術手技

軟性尿管鏡を用いた f-TUL（順行性）

◾ポイント

- 腎瘻を造設し，順行性に軟性尿管鏡を挿入して行う TUL を ante-URS という 図46。
- 2015年 EAU ガイドラインでは 10mm 以上の proximal stone には antegrade または retrogrde URS, ESWL は治療の選択肢であると記載されている。この ante-URS は尿管の狭窄や屈曲などで逆行性に尿管鏡が結石に到達困難な場合に行う。
- 基本的に軟性鏡を用いた f-TUL で，尿管アクセスシースを腎瘻造設部から挿入する。尾側から結石の観察が不可能な場合でも，頭側から結石の観察が容易になることが多い。

URS
ureterorenoscopy
尿管鏡手術

EAU
European Association of Urology
欧州泌尿器科学会

ESWL
extracorporeal shock wave lithotripsy
体外衝撃波結石破砕術

図46 ante-URS
上または中腎杯に腎瘻を造設する。

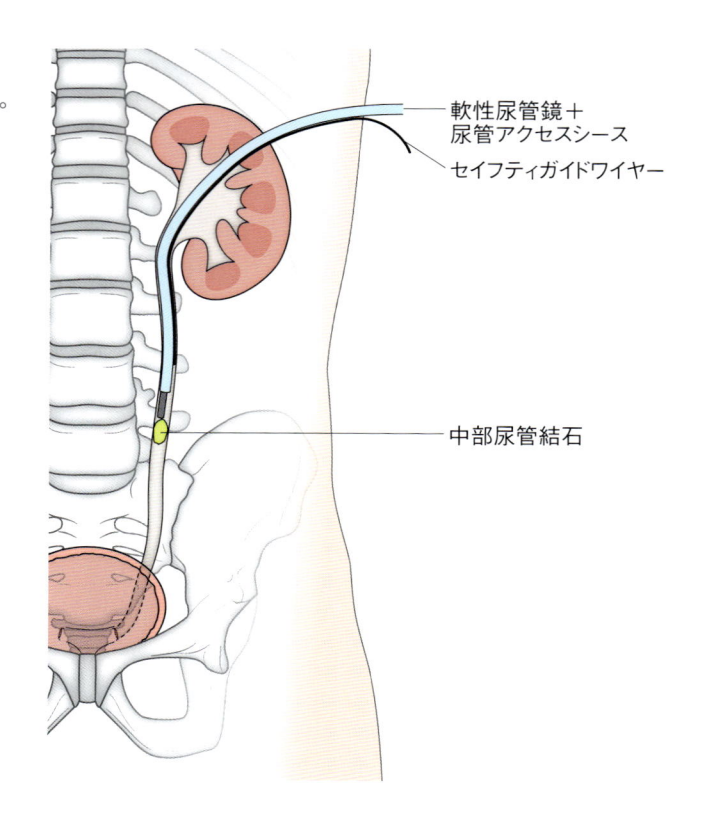

軟性尿管鏡＋尿管アクセスシース
セイフティガイドワイヤー
中部尿管結石

適応症例

- 尿管狭窄，尿管の屈曲，嵌頓結石で結石の観察が不可能な場合や尿路変向後（回腸導管，ネオブラダーなど）などが対象となり，内視鏡が結石に正対できることが多い。
- L3〜5の高さの結石で水腎症が強い症例では結石より尾側の尿管の屈曲が強く，適応となることが多い。

手技

❶尿道側から尿管鏡で観察し，結石に到達できない原因を確認する（狭窄，屈曲など）。
❷可能であれば尾側から尿管アクセスシースを留置しておく。
❸腎瘻造設を行う。腎瘻と尿管の走行が一直線になるように，なるべく中腎杯または上腎杯に腎瘻を造設する。
❹腎瘻拡張ダイレーターで拡張した後に，PNLと同様にセイフティガイドワイヤーを留置する。
❺メインガイドワイヤーをガイドにして尿管アクセスシースを挿入する 図47 。尿管アクセスシースの先端はなるべく結石の近くにする（結石量が少なく，順行性に膀胱まで排出できる可能性が高い場合には，尿管アクセスシースの使用は省略できる。ただし，レーザーファイバーの出し入れに注意が必要であることと，破砕片が腎盂方向に移動する可能性があることを念頭に置く）。

図47 尿管アクセスシースの挿入・固定

尿管アクセスシースを糸で固定
セイフティガイドワイヤー

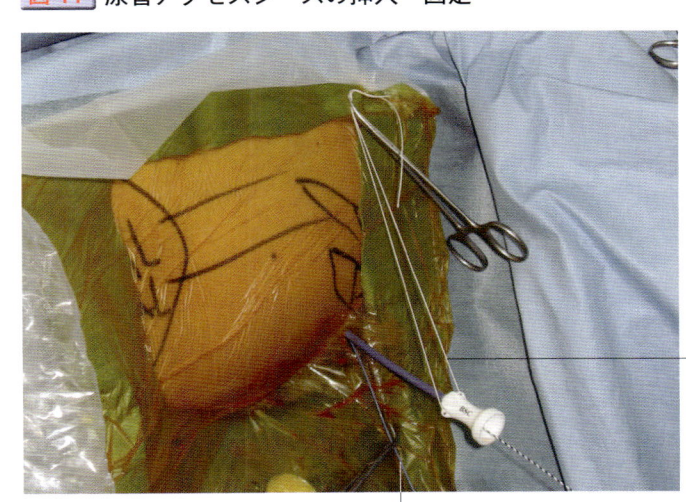

❻尿管アクセスシースは屈曲性の高いものが適する 図48 。サイズは外径12〜13Frのものがよい。これ以上太くなると屈曲性が低下し，尿管アクセスシースの先端が尿管壁に食い込んでしまう。当院ではNavigator Neo®を使用している。

　長さについては，上部尿管では28cm以下，中部尿管では36cmを使用しているが，体格により変更する必要がある。このとき通常のf-TULと同様に尿管アクセスシースが引き抜けないように糸で固定をしておく。

❼軟性尿管鏡で観察する。尿管アクセスシースと尿管の走行をなるべく一直線にする必要がある。これにより軟性鏡の操作が容易になる。

❽レーザーにより結石を破砕する。レーザーファイバーは200μmを使用し，挿入は通常のf-TULと同様に尿管アクセスシース内で行う。尿管アクセスシースと上部尿管の間にはかなり空間があることが多く，このスペースに破砕片が移動することがある。灌流は最低限にしておくことと，最後に上部尿管や腎盂内の残石を確認する必要がある 図49 。

❾結石の摘出は，破砕片が順行性に膀胱まで排出できるようであれば不要である。しかし結石量が多い場合は，腎瘻方向からバスケットカテーテルを使用して摘出する必要がある。このとき尿管アクセスシースが引き抜けないようにゆっくりと摘出する。

❿内視鏡下，透視下で残石の無いことを確認し，ガイドワイヤーを留置する。これを用いて尿管ステントを留置する。

⓫腎瘻カテーテルについては，拡張径が小さいため，通常は不要である。トラクトの出血があれば電気凝固を行う。出血や砂状の残石がある場合にはピッグテールカテーテルや細径の腎瘻カテーテルを留置するが，通常は1〜2日で抜去できる。

図48 尿管アクセスシース（X線像）

尿管アクセスシース

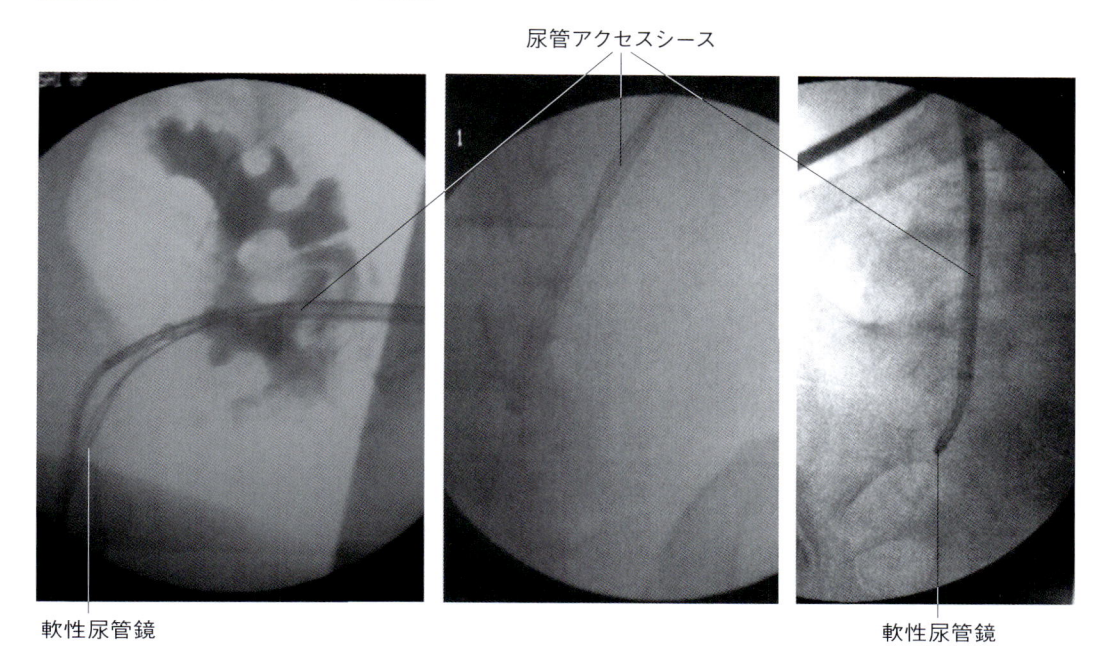

軟性尿管鏡　　　　　　　　　　　　　　　　　　　軟性尿管鏡

図49 腎盂内の残石の確認

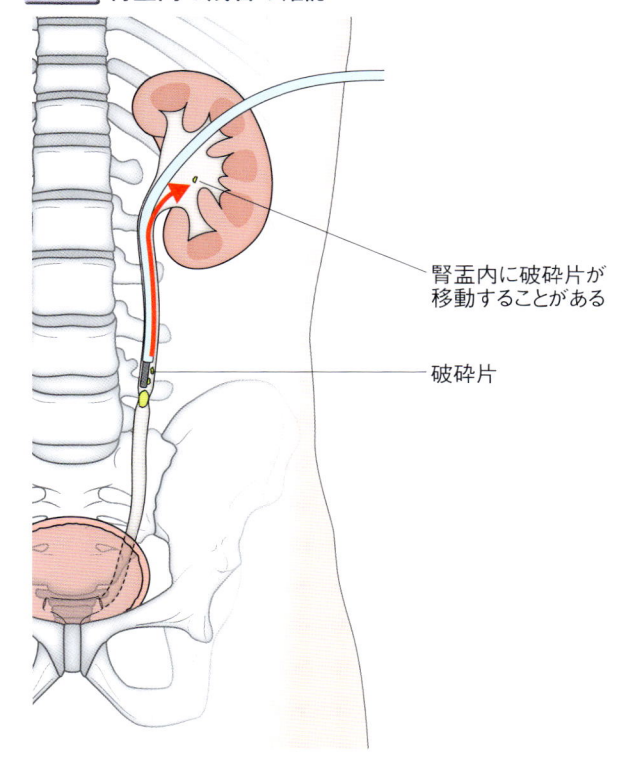

腎盂内に破砕片が移動することがある

破砕片

141

Ⅵ 手術の実際

トラブルシューティング

- TULにおけるトラブルは大きく分けて，下記のようなものがある．本項では，個々のトラブルへの対処を解説する．
  ①結石までのアクセスの不良（尿管の屈曲，狭窄，嵌頓結石）
  ②内視鏡の視野不良
  ③破砕の効率不良
  ④摘出の効率不良
  ⑤予期しない合併症

結石までのアクセスの不良（屈曲，狭窄，嵌頓結石）

尿管の屈曲のため，結石に尿管鏡が届かない

ポイント

- 軟性鏡を用いることが必須である．結石の脇から腎盂までガイドワイヤー（以下GW）を通過させ，尿管を直線化することがポイントである．これをセイフティGWとして，再度軟性鏡を挿入する 図1．

図1 屈曲した尿管の直線化

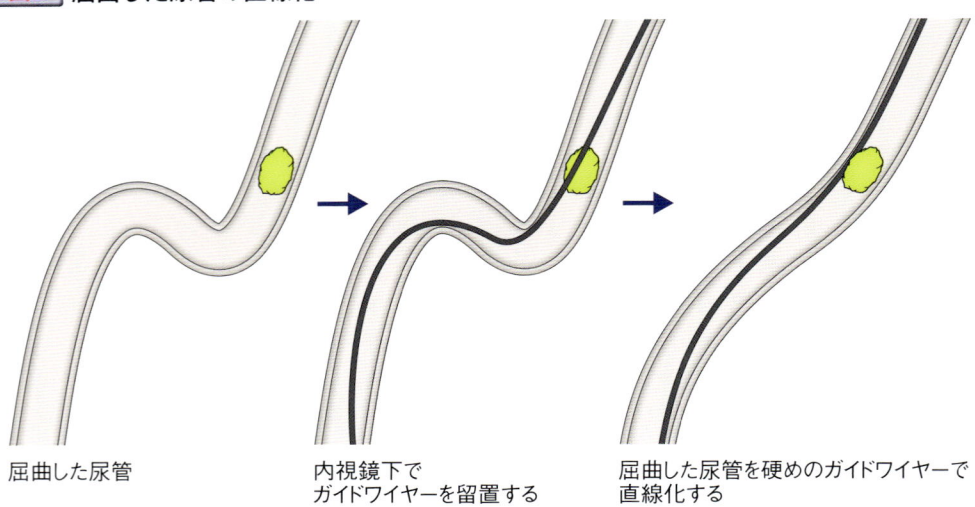

屈曲した尿管 → 内視鏡下でガイドワイヤーを留置する → 屈曲した尿管を硬めのガイドワイヤーで直線化する

- また水腎が強い場合は腎盂内の減圧（尿管カテーテルまたは腎瘻）も有効である．無効の場合は尿管ステントを留置し，1週間以降に再度TULを行う．
- 尿管の屈曲は水腎症が高度の場合，その結石の尾側に起きることが多い．特に腰椎3-5番から中部尿管の結石で起きることが多い．

対処法

①尿管鏡下で造影し，尿路の形態を確認する．
②内視鏡下でGWを挿入する．可能なら結石の脇を通過させ，腎盂まで挿入する．
③GWが結石まで進まない場合はGWを変更する（アングル型，ラジフォーカス®など）．
④GWが結石まで到達した場合は，結石まで軟性鏡を進める．軟性鏡が結石まで到達した場合は，直視下で結石の脇から腎盂側までGWを挿入する．
⑤GWを残して内視鏡を一度抜去し，セイフティGWの脇から内視鏡を挿入する．このとき粘膜を押さえつけたGWの反対側に内視鏡を進める 図2 ．前述のように内視鏡からGWを先行させて挿入する．結石に到達すれば，結石破砕，摘出を行う．
⑥セイフティGWは留置できたが内視鏡が結石まで到達しない場合には，セイフティGWに5～6Frの尿管カテーテルを被せ，結石の頭側に挿入する．結石の脇を通過した場合にはGWを抜去し造影で尿路であることを確認した後，腎盂・上部尿管に貯留した尿を吸引する．腎盂内が減圧されると尿管の屈曲が改善され，内視鏡が通過することがある 図3 ．それでもアプローチが不可能な場合は尿管ステントを留置し，終了する．尿管ステント留置後1週間で再度TULを行うと尿管の屈曲が改善されていることが多い．結石により尿管カテーテル挿入に抵抗がある場合は，強引に挿入せずに終了する．

図2 内視鏡挿入のポイント
粘膜を押さえつけたガイドワイヤーの反対側に内視鏡を進める．

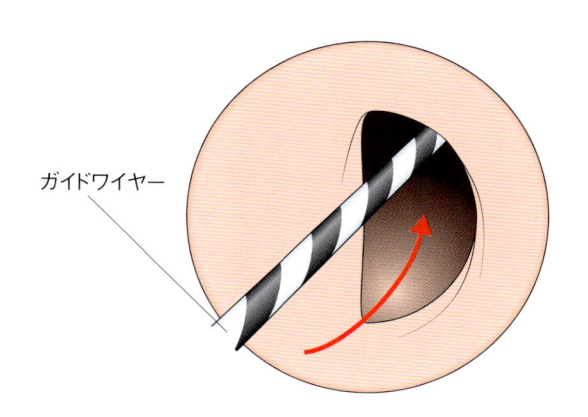

ガイドワイヤー

図3 腎盂内の減圧による尿管屈曲の改善
腎盂内の尿を吸引し，水腎症を改善させると尿管が直線化する。

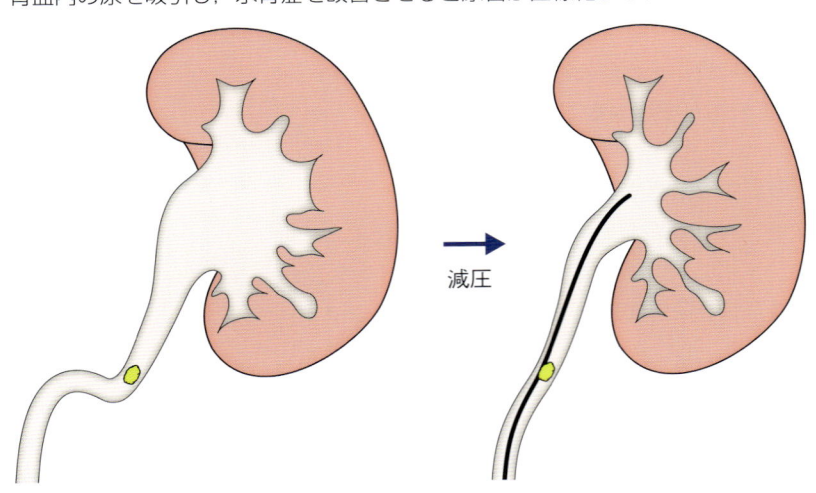

減圧

（GW留置下では内視鏡が到達するが，GW脇では到達しない場合には，GW下で軟性鏡を結石直下まで挿入した後にGWを抜去し，そのままレーザーファイバーを挿入し，破砕する。この方法はGWを抜去した瞬間に尿路が元に戻ってしまう可能性があるため，あまり推奨しない。以下の方法を勧める）

⑦セイフティGWが留置できない，または内視鏡が到達できない場合は腎瘻を造設する。腎瘻造設は，腎瘻より軟性鏡を用いた順行性TUL（ante-URS）を施行する可能性があるため，中または上腎杯に作成する。

⑧腎瘻を造設し，腎盂内が減圧された後に尿道側から軟性尿管鏡で再度アプローチする。6〜8Frのピッグテールカテーテルを挿入する。減圧後に尿管の屈曲が改善されるため，軟性鏡が到達可能となる場合がある。

⑨腎瘻造設後も軟性鏡が到達不可能な場合は，腎瘻より軟性鏡を用いたTUL（ante-URS）を施行する。

■尿管の狭窄のため，結石に尿管鏡が届かない

ポイント
- 尿管の狭窄はpinhole状にみえることが多い。
- 軟性鏡を用いることが必須である。結石の脇から腎盂までGWを通過させ，尿管を直線化することがポイントである。これをセイフティGWとして再度，軟性鏡を挿入する。

対処法

①尿管鏡下で造影し，狭窄の程度と長さを確認する。狭窄部の長さに関係なく内視鏡下では同じに見える 図4 。

②透視下でGWを挿入する。可能なら腎盂まで挿入する。狭窄の距離が短く，膜状であれば，尿管カテーテルや尿管ダイレーターなどで拡張できることがある。通過したカテーテルの径によりその後の方針が異なる。

③内視鏡が通過すれば治療が可能である。ただし灌流の状態の確認が必要であることと，尿管が狭い場合には摘出できる結石片が小さくなるため，治療できる結石サイズが限られる。結石のレーザーによる破砕もdustingのように細かく破砕し，自排石を期待する方法が必要となる。

また灌流が不良であることが多いため，視野の確保のために破砕の最中適宜吸引と注水が必要である。

④内視鏡が通過しない場合は，5～6Frの尿管カテーテルを挿入する。挿入時の抵抗を確認し，通過しない，または抵抗が強ければ，4.7～5Frの尿管ステントを留置する。通常は6Frの尿管ステントを留置する。可能であれば，8Frの尿管ステントを留置すると尿管の拡張が大きくなる。約1～2週間で尿管が拡張され，TULが可能となる。

⑤尿管カテーテルの挿入が難しい場合には，腎瘻の造設を行う。尿管の屈曲の場合と同様に中または上腎杯に造設し，腎瘻より軟性鏡を用いたTUL(ante-URS)を行う。

Web動画 V-32
尿管狭窄の硬性鏡所見

図4 尿管搾取部の長さと内視鏡画像

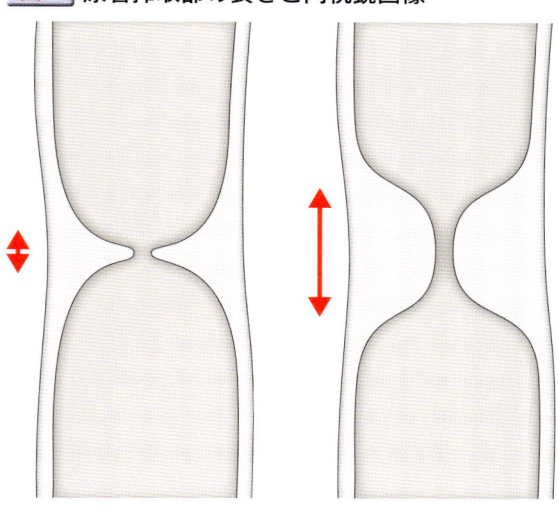

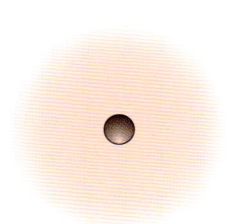

狭窄部が短い　　狭窄部が長い　　内視鏡ではどちらも同じに見える

嵌頓結石の尾側が浮腫状になって結石に届かない

ポイント
- 嵌頓結石の尾側が浮腫状になり，結石表面が見えない状態になっていることがある 図5 。この場合は嵌頓結石により，かなり尿路の閉塞が強いことが多い。
- 内視鏡は視野の自由度がきく軟性尿管鏡を用いる。
- 尿管アクセスシースをやや手前に引き，なるべく尿管内の水圧を上昇させると浮腫状の粘膜が水圧で動き，結石表面が観察できる 図6 。助手の灌流が重要である。

Web動画 **V-33**
嵌頓結石

Web動画 **V-34**
嵌頓結石のレーザー破砕

図5 嵌頓結石尾側の浮腫による尿管閉塞

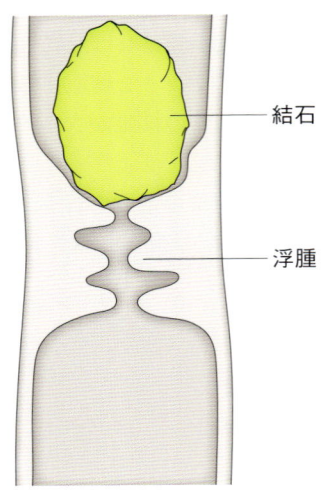

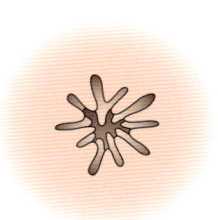

結石

浮腫

狭窄部が短い

内視鏡では結石は見えない

図6 尿管浮腫閉塞への対処

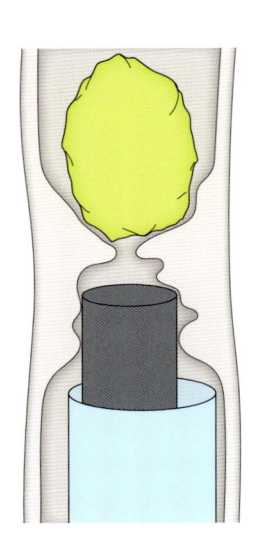

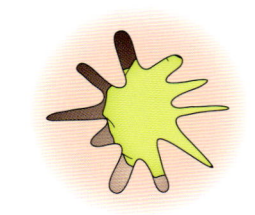

①高灌流下，尿管鏡で結石を観察する

②尿管アクセスシースを近づけ，ドレナージを良好にする

- レーザーファイバーは200μmの細いものを使用する。ファイバー先端は内視鏡画面で見えないくらいに引き気味にして挿入し，浮腫状の粘膜を通過した時点でファイバーを進め，破砕を行う。

対処法
① 破砕は結石の中央から行い，尿管粘膜にレーザーを照射しないように心がける。尿管粘膜への誤射は術後の尿管狭窄の原因となる。またレーザーによる熱の発生も尿管狭窄の原因と考えられるため，灌流は十分に行う。
② 結石を嵌頓部からなるべく早くpushupし，頭側に結石を移動させることを目標にする。嵌頓部を通過した直後は頭側で吸引を行い，腎盂の減圧を行う。このとき，結石が嵌頓部に残存した状態で軟性鏡を腎盂内まで無理に押し進めると，嵌頓部の結石により内視鏡の表面にピンホールの損傷が生じ，内視鏡破損の原因になる。軟性鏡使用時に抵抗がある場合は無理な操作は厳禁である。
③ 結石を摘出した後に嵌頓部の観察を十分に行う。粘膜内に小結石が残存することがあるためである。内視鏡下では，尾側から挿入するときの視野と頭側から戻ってくるときの視野は異なるため，何度も繰り返し確認する。また透視下でも残存結石の確認を行う（Cアームを回転させながら透視を出して確認する）。
④ 嵌頓結石の場合には，術後の尿管ステントの留置は必須である。

内視鏡の視野がよくない

- TULの術中に視野が良くない場合は，水の流れが原因であることが多い。
- チェックすべきポイントは，①灌流の注入状態，②ドレナージの状態，である。

灌流の注入は良好であるか？
① ルートおよび内視鏡先端からの灌流量を確認する。
② ポートシールや接続を確認する。

ドレナージが良好か？
① 尿管アクセスシースを留置していれば，その先端の位置と結石の位置が離れていないかを確認する 図7 。
② また注入した灌流液とシース内からの排液量の確認が必要である。灌流液を注入した場合に排液がスムーズであればよい。
③ 尿管アクセスシースを使用しても，その頭側に狭窄がある場合はドレナージが不良になる。吸引と灌流液の注入を繰り返し，視野を確保する 図8 。

図7 ドレナージのポイント（1）
尿管アクセスシースと内視鏡先端との距離を確認する。

　　　　　　　　　　　　　　　　　　内視鏡

　　　　　　　　　　　　　　　　　　尿管アクセスシース

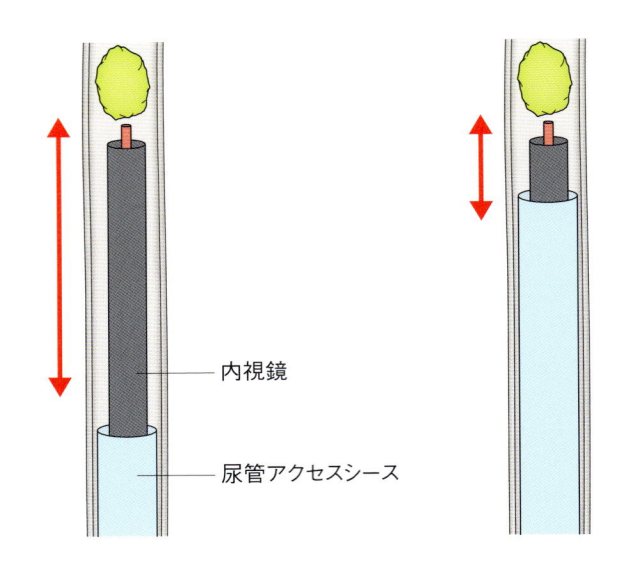

図8 ドレナージのポイント（2）
尿管アクセスシースより頭側に狭窄があるとドレナージが不良になる。

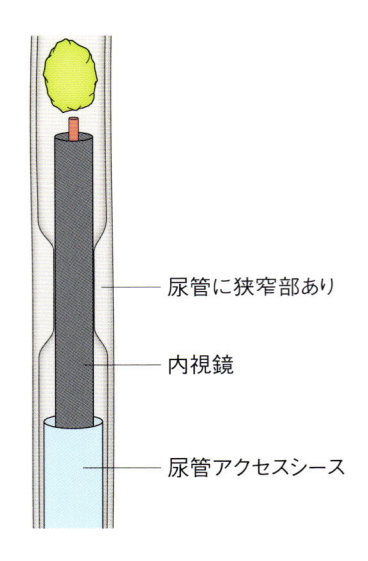

　　　　　　　　　　　　　　　　　　尿管に狭窄部あり

　　　　　　　　　　　　　　　　　　内視鏡

　　　　　　　　　　　　　　　　　　尿管アクセスシース

④尿管アクセスシースを使用しない場合は，膀胱内の尿の貯留を確認する。膀胱内に大量の尿が貯留している場合は，尿管から膀胱への灌流液の流れが不良になるため視野不良の原因になる。尿管鏡に沿ってアトムチューブなどを膀胱内に挿入し，膀胱内の尿量をコントロールする。

⑤腎盂内に尿管鏡が進んだ場合には吸引を行う。腎盂内の尿は混濁していることが多く，すべての腎杯で吸引し，視野を確保する。また，結石を破砕した直後は砂状の破砕片により視野が不良になることが多い。ドレナージが良好であれば問題はないが，視野が不良であれば，同様に吸引と灌流液の注入を行い，視野を確保する。

破砕の効率がよくない

■ レーザーの設定と結石破砕効率

ポイント

- レーザーの設定でも述べたが，レーザーの設定により破砕効率は異なってくる。
- 尿路結石の内視鏡治療は基本的に結石の破砕，摘出が基本となる。既往歴や内視鏡所見で結石が尿酸結石やシスチン結石であることがわかった場合は，術後に溶解療法を施行することを前提として破砕のみで終了することも選択肢となるが，これは例外である。
- 内視鏡所見で結石の表面が黒褐色で平滑な場合にはシュウ酸カルシウム第一水和物が疑われる 図9 。この結石は硬いが脆いため，割が入った割れ方をする。一方，黄色で表面が金平糖状の結石はシュウ酸カルシウム第二水和物が疑われる 図10 。レーザーでは比較的低エネルギーで細かく破砕される。

対処法

① 手術時間を短縮させるためには，レーザーのフットペダルをずっと踏み続けるほうが効率がよい。結石の性状や尿路のアクセスにより異なってくるが，視野が良好であればレーザーを持続的に発射しながら，内視鏡を動かし，結石の表面を徐々に破砕していく。

② レーザーのRateを上昇させると破砕効率は上がるが，視野は不良になる。灌流による視野確保とのバランスによりレーザー設定を変える必要がある。

図9 シュウ酸カルシウム第一水和物結石

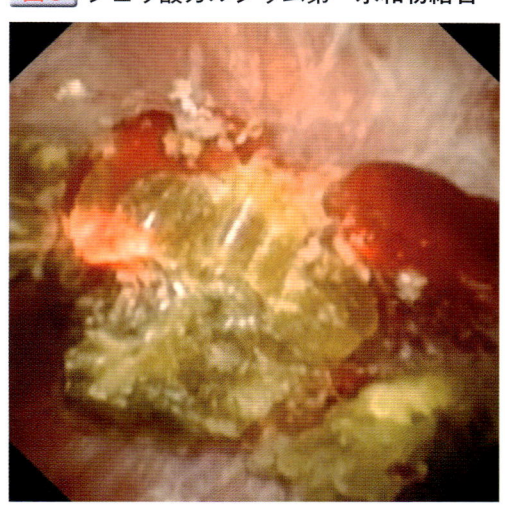

図10 シュウ酸カルシウム第二水和物結石

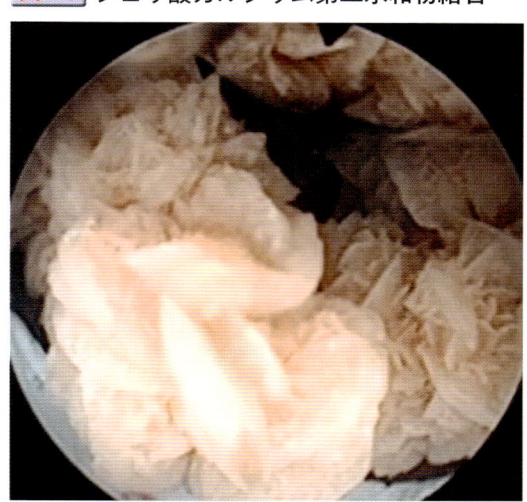

破砕時にレーザーファイバーがうまく結石に当たらない

ポイント
- 硬性尿管鏡では6時方向からレーザーファイバーが出るため，内視鏡での調節は内視鏡を軸方向に回転することと前後に動かすこと，ファイバーを前後に動かすことである。
- 軟性尿管鏡の場合は7〜8時方向からファイバーが出てくることが多い。尿管結石の場合，画面上で結石が7〜8時方向にある場合はそのまま破砕が可能であるが，4〜5時方向にあるときは半時計回りに90°前後回転し，レーザーファイバーが結石に上手く当たるようにする必要がある（p.66 図13 参照）。
- 尿管結石では手首，肘，腕，全身の順で回転を用い，360°近く回転することが可能であり，これで対処できる。
- 腎結石の場合は尿管結石の場合と大きく異なる。腎盂の軸は左右とも前後に傾いているため，左右で軸が異なることを軟性尿管鏡の基本的使用法（p.67 図14 参照）で述べたが，右腎の場合，レーザーファイバーが腎杯の8〜10時方向に出るため，腎杯背側にある結石の破砕は難しくなることがある。逆に左腎の場合は，レーザーファイバーが腎杯の5〜7時方向に出るため，腎杯背側にある結石の破砕は容易になることが多い。

対処法
- 上記のように腎結石の位置により破砕が難しい場合には，下記の操作を行う。

① バスケットカテーテルでrepositionする。
② 内視鏡を近づけ，灌流液をフラッシュし，結石を他の場所に移動させる。
③ 内視鏡を反転させて保持する。 図11 のようにカメラヘッドを180°回転して装着し，アングルレバーを上にした状態で使用する方法である。メリットは1〜2時方向にレーザーファイバーが出ることである。この場合，軟性鏡のアングルレバーは示指で操作することになる。内視鏡のマーキングは6時方向になる。

Web動画 V-35 軟性鏡逆手方法

Web動画 V-36 軟性鏡逆手内視鏡画面

呼吸性移動があってうまく破砕できない

- 呼吸時には腎臓は上下するため，狙った場所にレーザーファイバーを当てることが難しくなる。
- 対処法は上腎杯であれば直線方向の調節を行い，中腎杯，下腎杯であればアングルの調節を行う。上腎杯のほうが直線方向の調節のため操作が容易であることから，可能であれば上腎杯にrepositionする 図12 。

図11 内視鏡の反転操作

a：内視鏡の反転保持。
　　アングルレバーは示指で操作する。

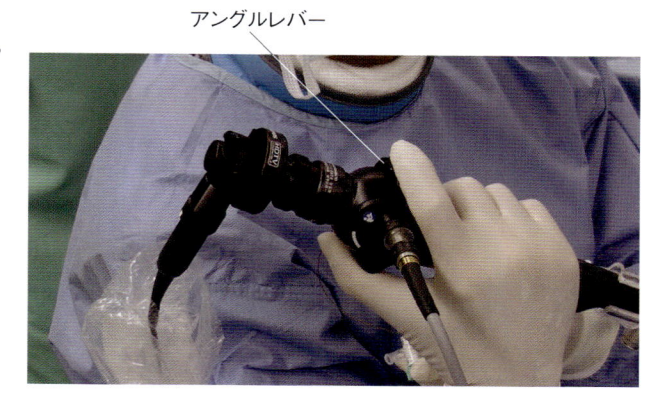

b：腎盂内ファイバーの回転。
　　カメラヘッドを90°回転，逆に
　　持つことで内視鏡のマーキング
　　は6時方向になる。

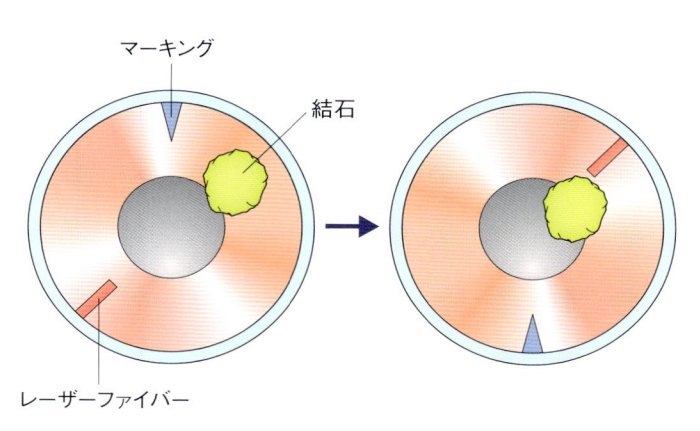

図12 上腎杯の呼吸性移動　　a：吸気時　　b：呼気時

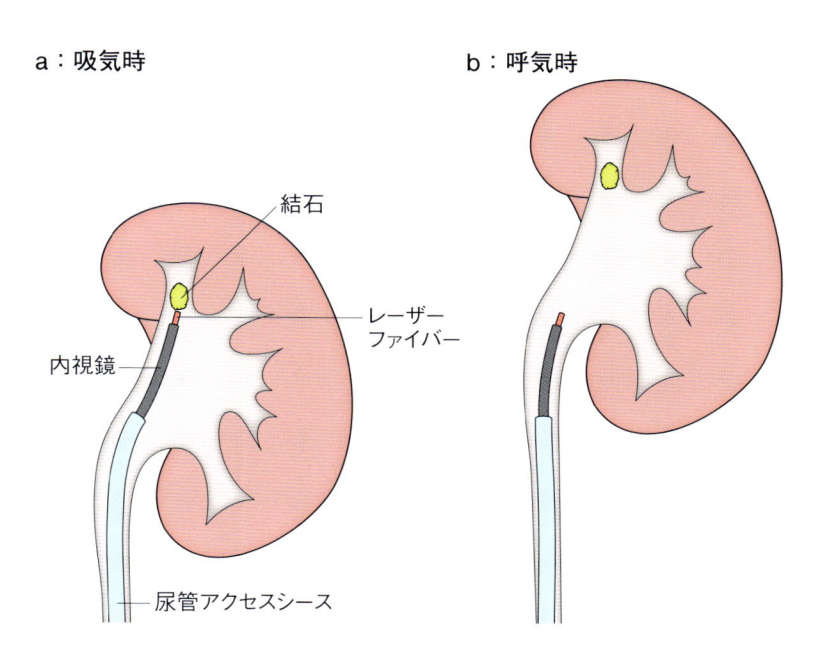

151

上腎杯結石の対処法
● ポイントは上下の動きで調節することである。
① 呼吸による結石の移動を確認する。吸気時に結石が内視鏡に近づく場所をさがす。
② 呼気時にレーザーファイバーを内視鏡画面に出す。内視鏡の前後の調節は，尿管アクセスシースと内視鏡シャフトを持った手と，内視鏡を把持した手の両方で行う。
③ 吸気時に，近づいてくる結石に合わせてレーザーを発射する。フットペダルを踏むタイミングとレーザー発射のタイミングにタイムラグがあるため，これを考えて少し早めにフットペダルを踏むとよい。

中腎杯，下腎杯結石の対処法
● ポイントはアングルで調節することである。
① 呼吸による結石の移動を確認する。吸気時に結石が内視鏡に近づく場所をさがす 図13 。
② アングルで呼吸に合わせるように調節する。
③ 呼気時にレーザーファイバーを内視鏡画面に出す。
④ アングルで調節しながら破砕する。

図13 中腎杯の呼吸性移動
a：呼気時　　b：吸気時

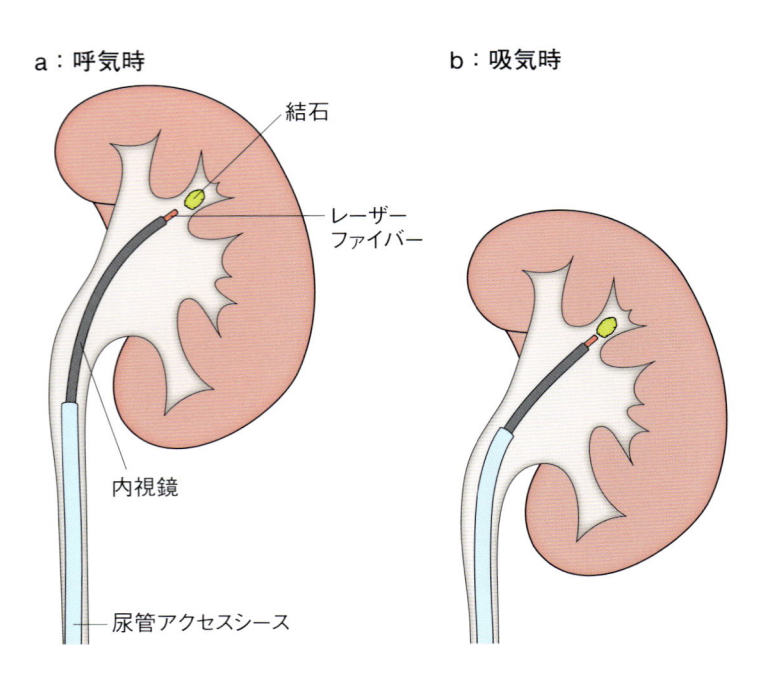

摘出の効率がよくない

- 結石摘出の効率は，①摘出する結石サイズ，②尿路アクセスの内径，③把持する方向，④バスケットカテーテルの選択，⑤内視鏡の出し入れの効率化，⑥どこまで摘出するか，に関係してくる。

■ 摘出結石のサイズ，尿路アクセスの内径

- 摘出する結石サイズは，尿路アクセスの内径と関連しており，摘出についてはなるべく大きな結石を摘出すると効率が上昇する。
- 尿管アクセスシースの内径が大きければ，摘出できる結石も大きくなる。このため大きな径の尿管アクセスシースを留置したくなるが，尿管アクセスシースによる粘膜損傷が多いため，著者らはあまり太い尿管アクセスシースを使用していない。通常は外径13〜14Frのものを使用している。

Web動画 V-37
軟性鏡バスケット摘出

■ 把持する方向

- 結石は必ずしも球形ではなく，把持する方向により結石が摘出できる場合もある。このため，バスケットカテーテルで把持する場合には，結石をやや軽く把持し，ゆっくりと内視鏡を引き抜いてくる。もし抵抗があった場合には，把持し直して再度摘出を試みる。

Web動画 V-38
結石の持ち直し

■ バスケットカテーテルの選択

- バスケットカテーテルは形態により摘出の効率が異なってくる。
- 通常の4本ワイヤーのバスケットカテーテルでは一度に1個の結石しか摘出できないが，16本ワイヤーのメッシュ状のバスケットカテールでは，径0.5〜2mmの結石が複数摘出できるのがメリットである。

■ 内視鏡の出し入れの効率化

- 軟性鏡を出し入れするには，軟性尿管鏡の基本的使用法(p.61)で述べたが，軟性鏡と体の軸が重要である。尿管アクセスシースを軟性鏡の向きと一致させることが重要であり，尿管アクセスシースの出口で結石をリリースし，軟性鏡を再挿入するという一連の動きをスムーズに行う必要がある。

■ どこまで摘出するか？

- どれ位の結石まで摘出したほうがよいかについてのエビデンスはない。当院では10mm以下の結石であれば，0.5〜1mmの結石まで可及的に摘出するようにしている。しかし手術時間とのバランスや，患者のperformance status(自排石する運動ができるかなど)によってもかわってくる。
- 総合的に判断することが重要とおもわれる。

Web動画 V-25
小さな結石の摘出

合併症

尿管で結石を把持したらバスケットカテーテルが抜けなくなった

- 尿管内で把持したバスケットカテーテルがスタックして抜けなくなることは，ときどきあることである．これは結石の直径が尿管の直径または尿管アクセスシースより大きいことが原因である．

対処法

① ゆっくりと近位側に戻す：腎結石の摘出と同様に，摘出時はゆっくりと操作する．急いで摘出すると尿管壁に強く嵌頓し，尿管の損傷や断裂を引き起こす場合もある．

② 一度リリースし，再度縦長になるように持ち直す：結石は球体ではなく，楕円体であることが多い．長軸に沿って把持すると抵抗なく摘出できる場合がある 図14 。

Web動画 V-38
結石の持ち直し

③ バスケットを切断せずに結石をレーザー破砕する：上記の方法ができない場合には結石を把持したままレーザーファイバーを挿入し，結石のみを破砕する 図15 。このときのレーザーファイバーはなるべく細径のものを使用する．硬性鏡では365μm，550μmを，軟性鏡では200μmを使用する．助手による灌流を強めにし，尿管を拡張させた視野で，結石のみ破砕する．

Web動画 V-39
バスケットを切断せず結石のみ破砕

図14 バスケットカテーテルがスタックした場合の対処（1）
結石が縦長になるように持ち直す．

スタックした尿管結石

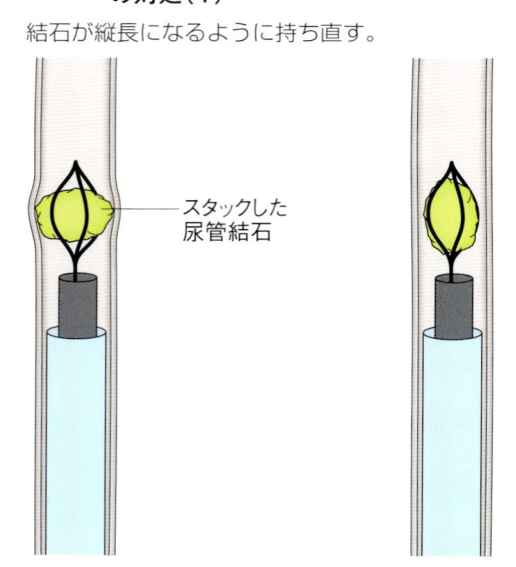

図15 バスケットカテーテルがスタックした場合の対処（2）
結石を把持したままレーザーで破砕する．

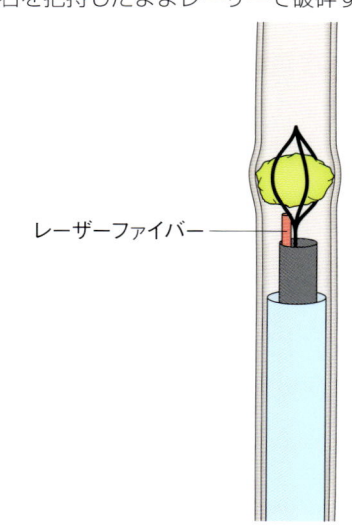

レーザーファイバー

④バスケットとともにレーザー破砕する：バスケットカテーテルが切断された場合には，すぐに内視鏡から取り出し，バスケットワイヤーの一部が脱落していないかを確認する．バスケットカテーテルの一部が体内に残っている場合は，新しいバスケットワイヤーを用いて必ず摘出する．

Web動画 V-40
バスケット切断後の結石破砕

予防

- 術前，術中の結石の大きさの判断が重要となる．適度な大きさに破砕し，尿管やシースにスタックしないように摘出することが，手術時間の短縮に有用であり，スムーズな手術につながる．

術前評価

- 結石のサイズをKUB, CTで確認しておくことが必須である．また図16のように結石の大きさが10×8mmで，内腔12Frの尿管アクセスシースを使用した場合には，内腔が12Fr=4mmのため，3mm以下の結石片に破砕することを目標とする．このため，長軸方向に4分割，短軸方向に3分割するように破砕するイメージをもつことが必要である．もちろんこれはイメージであり，結石の状態により破砕法は変わってくる可能性もある．

図16 術前評価例
結石10×8mm，尿管アクセスシースの内径が12Fr=4mmの場合

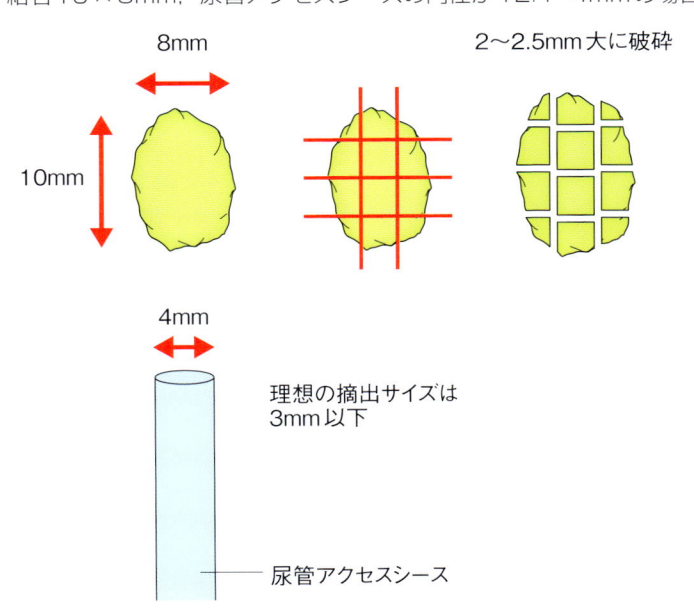

8mm
2～2.5mm大に破砕
10mm

4mm
理想の摘出サイズは3mm以下
尿管アクセスシース

V 手術の実際・トラブルシューティング

レーザーファイバー
- レーザーフィアバーの径も結石サイズを認識する一つの方法である。

バスケットカテーテル
- バスケットカテーテルはレーザーファイバーより太いため，結石の大きさを認識する助けになる。N Circleであれば直径は1.5Fr=0.5mmであることと，バスケットカテーテルを開いたときの大きさ（縦，横）のサイズも知っておく必要がある。

術中所見
- 結石を摘出する方法も，把持できたものから摘出するのではなく，大きさを認識してある程度小さいものから順番に摘出していく（「手術手技」のp.101 図12 参照）。
- 摘出できた結石の大きさを基準にして，尿管壁との間や，尿管アクセスシースとの大きさをみて，次に摘出する結石を決めていく。
- 大きくて摘出できないものは，尿管結石であれば破砕を追加し，腎結石であれば他の腎杯にrepositionし，後で破砕を加える（「手術手技」のp.119 図29 参照）。

腎盂尿管粘膜を傷つけてしまった（エクストラができた）

- 内視鏡の手術では粘膜損傷が起きる可能性がある。特に腎盂や尿管の粘膜は膀胱や前立腺と異なり，壁が薄いため損傷が重篤になりやすい。このエクストラ（false path）は，非常に頻度が多いため，注意を要する。以下，原因別に解説する。

盲目的操作

原因
- 非内視鏡的操作のすべてが原因となりうる。

①ガイドワイヤー

先端が屈曲性のものを使用するが，挿入時は必ずしも尿路内ではなく，尿路外を通過している場合もある。

②尿管アクセスシース

f-TULには必須のデバイスであるが，各メーカーにより硬さが異なる。尿管アクセスシースが硬いほど挿入性が高くなるが，尿管を損傷する可能性も高くなる。尿管アクセスシースによる穿孔が起きた場合，内視鏡にて損傷の程度を確認する。

- 対処法は，1）小さな穿孔なら継続，2）穿孔部より尿管アクセスシースが近位まで挿入可なら継続（より細い尿管アクセスシースに変更），3）尿管ステントを挿入して終了，である。
- もちろん予防策が重要であり，挿入時の注意点は，1）透視を併用し，ガイドワイヤーの先端の位置を確認，2）尿管アクセスシースの外筒のみを挿入しない（内筒と外筒のロックを確認），透視画面を見ながら挿入する，

Web動画 V-41
ガイドワイヤーのエクストラ抜去

Web動画 V-42,43
尿管アクセスシースの尿管穿孔(1),(2)

ことである。
③尿管ステント
- 尿管ステントは泌尿器科手術では日常に行われているものであるが，尿路外を走行していることが意外と多い 図17 。
- 嵌頓結石に対して術前に尿管ステントが留置されている場合には，嵌頓部の粘膜下の一部を尿管ステントが走行していることがある。またTUL術後に尿管ステントを留置する場合でも，尿管ステントの先端が腎盂外に挿入される場合がある。これらに共通しているのは，ガイドワイヤーが尿路外を走行しているため，尿管ステントがエクストラになると考えられる。
- TUL終了時にガイドワイヤーを留置する際に，内視鏡画面で確実にガイドワイヤーが尿路内に留置されていることを確認することが必要である。

Web動画 V-44
ガイドワイヤー挿入
尿管観察

予防法
①常に透視下で行う（可能であれば，腎盂造影）。
②操作後に内視鏡で確認する。

内視鏡下操作
原因
①内視鏡

硬性鏡も軟性鏡も，画面上は同じに見えてもデバイスの出てくる部位が異なる。

図18 のようにレンズの位置とチャンネルの位置は同一ではなく，斜角ビークの内視鏡ではレンズの位置よりかなり手前からデバイスが出てくる構造になっている。この場合には，内視鏡の画面でデバイスの出口を確認することができず，死角となり，この場所でデバイスによる粘膜損傷が起きる可能性がある。

図17 尿管ステントの尿路外逸脱

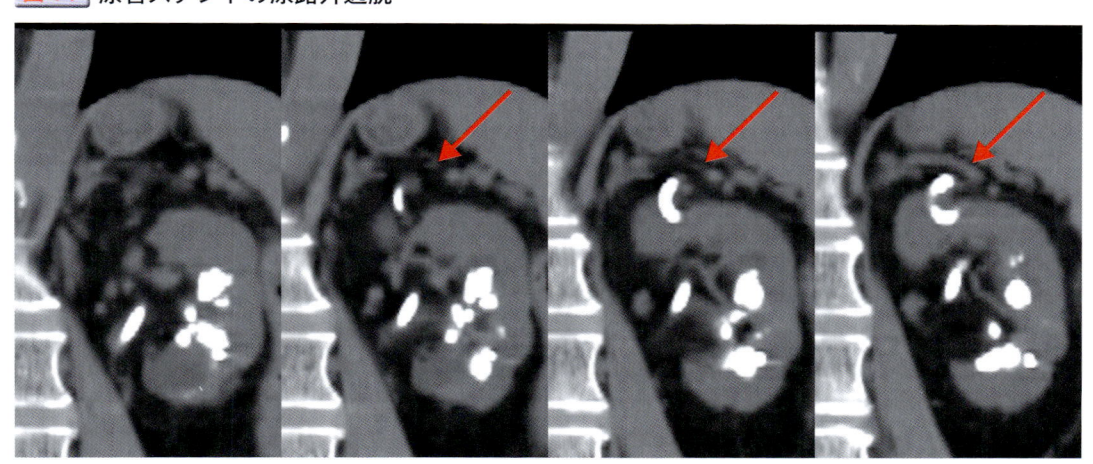

図18 硬性尿管鏡の先端形状

a：レンズと鉗子口の位置

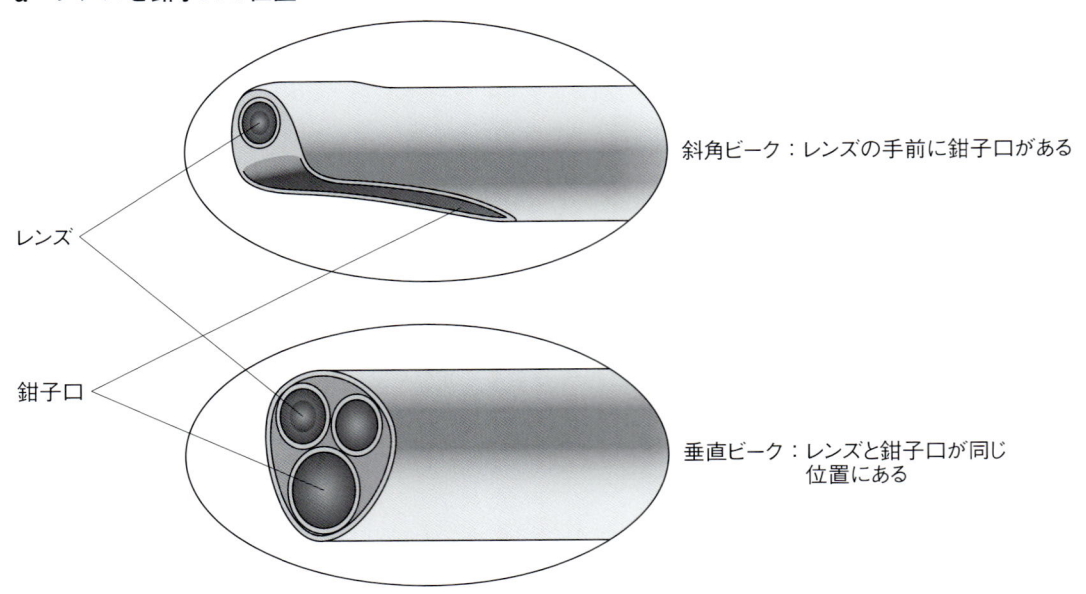

斜角ビーク：レンズの手前に鉗子口がある

レンズ

鉗子口

垂直ビーク：レンズと鉗子口が同じ位置にある

b：斜角ビークの視野とデバイスの出る位置。
　　視野の見えない範囲で鉗子やファイバーが出てくる。

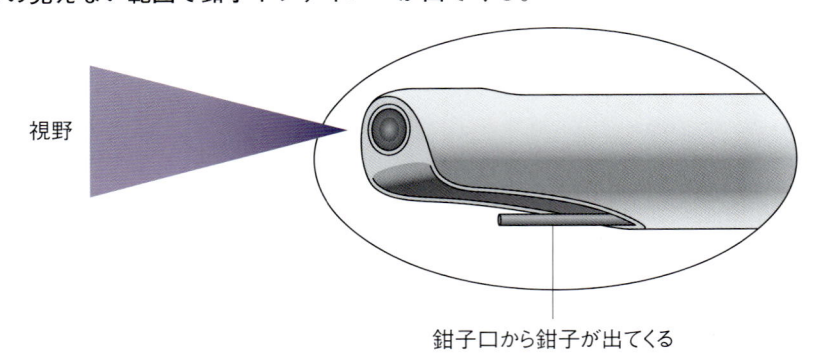

視野

鉗子口から鉗子が出てくる

②レーザーファイバー

　レーザーファイバーによる損傷は，ファイバーによる物理的損傷とレーザー照射による粘膜損傷がある。

1）ファイバーによる物理的損傷：内視鏡の先端からレーザーファイバーを出した状態で，尿管や腎盂内を操作した場合に，そのレーザーファイバーの先端が粘膜にひっかかり，裂傷を起こすことがある。このためレーザーファイバーは，内視鏡の内腔に入った状態で操作を行うほうが安全である。

2)レーザー照射による粘膜損傷：粘膜にレーザーを照射すると，粘膜が凝固，切開される。これらは尿管狭窄の原因になる。レーザーによる尿管狭窄は，医原性であり一番避けなければいけない合併症である。

③バスケットカテーテル

予防法：エクストラの早期発見

①常にエクストラの可能性を考えておく
②盲目的操作は透視を使用
③内視鏡と透視で粘膜損傷を確認する

尿管ステントが抜けない

原因

- 前回留置した尿管ステントが抜けない場合の原因は，1)尿管ステントの石灰化，2)尿管ステントの結節形成である。

対処法

ステントの石灰化

- 尿管ステントの石灰化の場合には結石の面積により異なってくる 図19 。

①軽度（＜100mm^2）：尿管ステントを牽引しながらESWLを試みる
②中等度（＜100〜400mm^2）：上記を試みて不成功の場合にはTUL，それでも不成功の場合はPNL，開腹術の順で行う。
③重度（＞400mm^2）：線状の場合は上記の中等度と同様に行う。球状の場合はTUL，それでも不成功の場合はPNL，開腹術の順で行う。

図19 ステント石灰化の程度による対処法

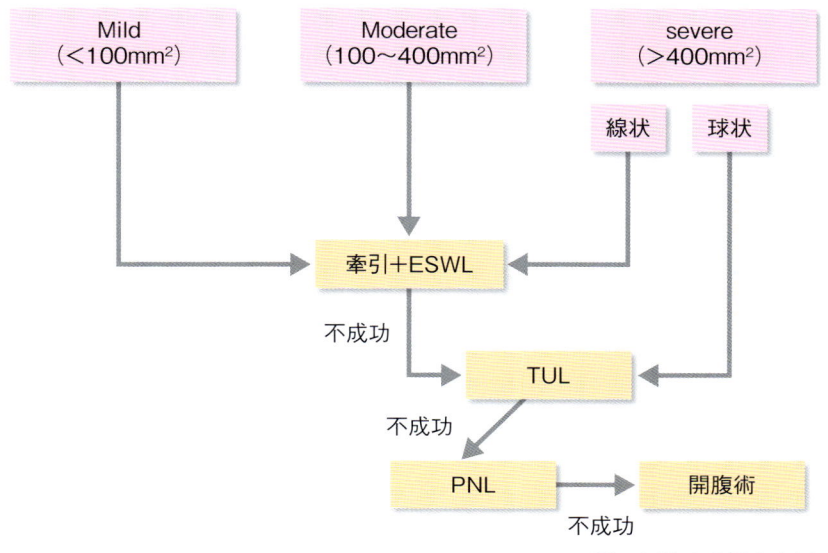

(Singh Urol, 2001.より)

- 尿管ステントの石灰化により尿路の閉塞を起こし水腎症になっている場合は，石灰化した尿管ステントの脇にセカンドステントを挿入する 図20 。これにより腎盂内が減圧され，待機的にTULを行うことができる。

ステントの結節形成
- 尿管ステントの結節形成（p.41 図24 参照）の場合は，内視鏡治療が基本である。結節部をレーザーなどで切断し，分割して摘出する。前記のようにセカンドステントを挿入した後に行うと容易である。

予防法

ステントの石灰化
- 尿管ステントの石灰化は留置期間に比例して増加する。このため尿管ステントを留置した場合は，その留置期間をかならずチェックする必要がある。また尿管ステント留置時に患者とその家族に十分なインフォームドコンセントを行う必要がある。当院ではパンフレットを用いて尿管ステントの留置期間は3カ月までと説明している 図21 。

ステントの結節形成
- 尿管ステントの結節形成については，マルチレングスタイプの尿管ステントは結節を形成する可能があるとの通達（平成17年厚生労働省）があり，その使用にあたっては注意が必要である。

図20 セカンドステントの挿入
石灰化したステントの脇にもう1本尿管ステントを挿入する。

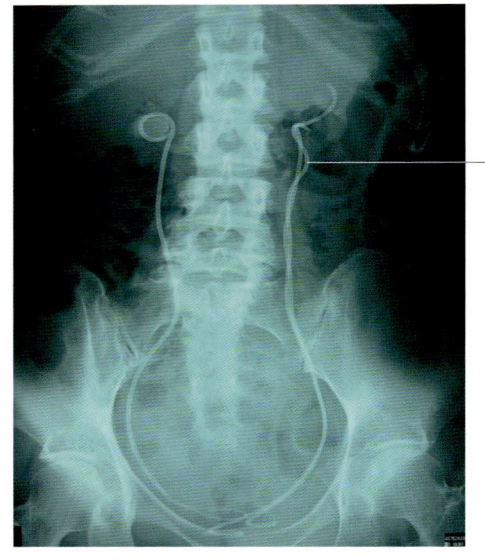

セカンドステント

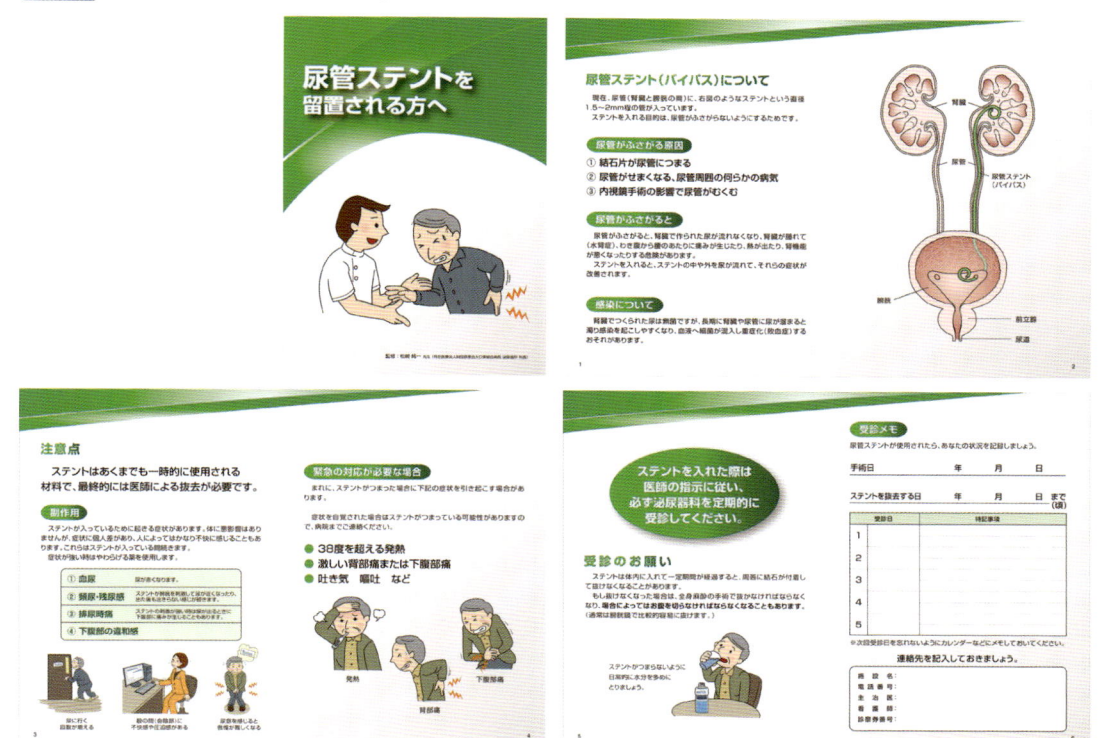

図21 尿管ステントパンフレット

■ 尿管ステントが尿管内に挙上してしまった

対処法
①長期留置の場合には，水腎症や症状(背部痛など)がない場合は経過観察でもよい。しばらくすると尿管ステントの一部が膀胱側に戻ってくる場合がある。
②抜去予定の場合には，短期間であれば上記のように経過観察する方法もある。しかし早期抜去の場合には硬性尿管鏡下での抜去が必要となる。
　尿管鏡下での抜去は，通常は全身麻酔または腰椎麻酔が必要である。尿管鏡操作に慣れてくると静脈麻酔下(ドルミカム＋ペンタジン)で施行可能である。

予防法
- 尿管ステントの挙上を防ぐために長めの尿管ステントを留置する傾向が多いが，尿管長にあった尿管ステントを留置することがステント関連症状の改善に有効であり，患者のQOLの向上に役立つ。
- 尿管ステントの長さの選択，腎盂造影(RP)を行い，尿管カテーテル(1cm目盛)で腎盂から尿管までの距離を測定し，尿管長とする。ステントの長さは尿管長－2cmまたは－3cmが適切である **図22**。

図22 尿管ステントの留置法
腎盂造影（RP）を行い（a），尿管カテーテル（1cm目盛）（b）で尿管長を測定してから挿入する。

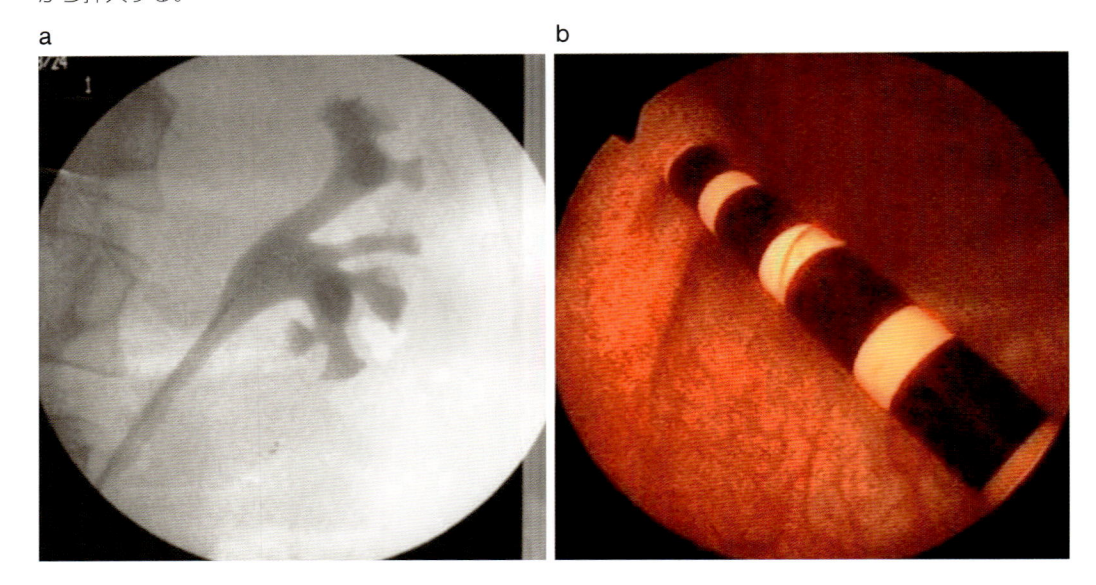

a　　　　　　　　　　　　　　　　　　b

- 尿管ステント留置時に尿管ステントの拳上が疑われる場合には，尿管ステントの断端にステント付属のナイロン糸を5cm前後付けておくと，多少の拳上は膀胱鏡での抜去が可能である。

術後に腎盂腎炎，敗血症となった場合の対処法

- 全身状態の把握が重要である。血圧，脈拍，尿量，発熱により補液，昇圧剤を使用する。
- また血液検査を施行し，炎症反応の程度，腎機能を確認する。
- 術前に施行している尿培養を確認し，抗生剤を継続投与とする（通常は術前の尿培養の結果から，スペクトラムのあった抗菌薬を術前単回投与である）。
- 感染が重篤である場合には，尿培養，血液培養，CTスキャン（単純撮影：胸部から骨盤まで）を施行する。読影のポイントは尿路の閉塞であり，尿管ステントが十分に効いているか（水腎症の有無），膀胱内の尿貯留（尿閉）を確認する。尿管ステントは残石があると容易に閉塞する。また尿路外の溢流や肺炎の有無，腎周囲の炎症も確認が必要である。
- 尿路の閉塞があれば，閉塞を直ちに解除する必要がある。

術後に腎機能が低下した場合の対処法
- 単腎患者の場合は前項と同様に，尿路の閉塞の確認が必須である．
- 両側の腎がある患者では，通常対側が補助するため腎機能は低下しない．しかし尿路結石患者は対側に尿路結石が存在することがあり，術前に確認しておく必要がある．
- また対側腎の形態に異常がなくても，腎機能が低下している場合がある．術前の評価を単純CTなどで行い，造影などで機能を評価していない場合は機能に左右差がある場合もあることを念頭に置く．

VI 術後評価

結石の評価

術後評価の方法

- 術前評価と同様である。
- 単純X線(KUB)，超音波，IVU，CTがあるが術前の評価と同一のものを使用して，術前の画像と比較を行う。

stone-free rate（結石消失率）について

- 現在のstone-free rateについては，国内，国際的に統一された基準はない。stone-freeの判断において，使用するモダリティーと判定時期，およびstone-free判定の大きさの基準は定まっていない。
- 使用するモダリティーは前述のように単純X線(KUB)，超音波，IVU，CTであり，KUBの場合は超音波を併用する必要がある。
- 判定時期については，手術翌日や2週間後，1カ月後，3カ月後など，さまざまである。stone-free rateを定義する大きさは0mm，2mm，4mmなどがあり，報告により異なっている。
当院では尿管ステント抜去2週間後のKUBおよび低線量CTで判定している。当院でのstone-freeの定義はCT上0mmをstrict stone-freeとし，KUB上0mmをstone-freeとよんでいる。

結石の大きさと位置の評価

- TUL後はどこに残石があるかを記録しておく必要がある。また術中の内視鏡所見からR1（腎実質内）と判断された場合は除外する必要がある。

尿路の形態の評価

- 水腎症の有無の確認が重要である。尿管結石，ときに陥頓結石の場合には結石が完全に摘出されても，水腎症が残存する場合がある。
- また尿管損傷などによる尿管狭窄の可能性もあるため，結石の消失のみで完治と判断すべきではない。

IVU
intravenous urography
静脈性尿路造影法

図1 結石成分の分析

a：シュウ酸カルシウム結晶　　　b：シスチン結晶

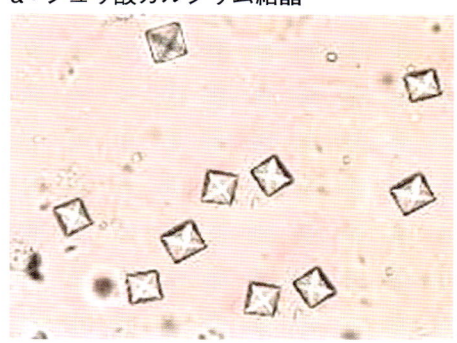

結石分析の評価

- TULは結石を摘出するため，必ず結石分析を行い，その結果を確認する必要がある **図1**。
- 尿路結石が消失したと説明された患者は，以前とまったく同じ生活に戻れると思ってしまうことが多い。しかし，重要なことは尿路結石の再発予防であり，今後の生活改善が必要な場合が多い。
- 結石分析の結果により今後の再発防止の方法を説明する必要がある。

再発予防

- また上述の結石分析の結果をふまえた再発予防のほかに，一般的な尿路結石の再発予防が重要である。
- 尿路結石発症とメタボリックシンドロームの関連性が指摘されており，糖尿病，高尿酸血症，脂質異常症の有無が尿路結石の発症と強い相関がある。このため，これらメタボリックシンドロームに対する患者と医療者の意識の向上が必要である。患者には再発予防として下記を説明する。

①1日2,000mLを目標に水分を補給する。
②動物性タンパク質(肉類)を減らし，植物性タンパク質(大豆製品)や魚類でタンパク質をとる。
③脂肪のとりすぎに注意する。
④野菜や海藻類を毎食摂取する。
⑤糖分，塩分，プリン体のとりすぎに注意する。
⑥シュウ酸の多い食品はカルシウムと一緒にとる。
⑦食事は朝・昼・夜を均等にとる。
⑧夕食は就寝の4時間前までにとる。
⑨アルコールは控える。
⑩薬は医師の指示どおりに服用する。

Ⅵ 術後評価

VII 合併症とその対策

合併症の種類

- 硬性尿管鏡による合併症の報告が2015年のEAUガイドラインに記載されている。
- 術中の合併症として粘膜損傷が1.5％，尿管穿孔1.7％，出血0.1％，尿管離断0.1％であった。
- 術後早期の合併症としては，発熱や敗血症が1.1％，持続性血尿2.0％，腎疝痛2.2％で，術後晩期の合併症は尿管狭窄0.1％，VUR（膀胱尿管逆流症）0.1％である。
- CROESのUreteroscopy Global Studyでは，術中の合併症は出血1.4％，穿孔1.0％，尿管離断0.1％，治療不成功1.6％，術後の合併症は発熱1.8％，敗血症0.3％，膀胱違和感0.4％であった。このサブ解析で上部尿管結石に対するTULでは，軟性鏡で陥頓結石が有意に多かったが，成功率が高く，再治療率は低かった 表1 。
- また国内のDPCデータを解析した報告があり，12,372例のデータベースで，死亡，カテコラミン製剤やグロブリン製剤投与，輸血などを必要とした重篤な合併症の発生について解析した（Sugihara T, Yasunaga H, et al: BJU Int 2013; 111: 459-66.）。
- 合併症の頻度は手術時間に比例しており，手術時間が60分以下と比べ，90〜120分の手術では1.58倍，210分以上の手術では4.28倍の発生率であった。また施設の症例数によっても合併症の頻度に差があり，年間15例以下の施設では年間40例以上の施設に比べて1.5倍の発生率となる。このように手術時間，施設の年間症例数によって合併症に差があることを認識しておかなければならない。当院では手術時間の上限を90分としている。

CROES
The Clinical Research Office of the Endourological Society

DPC
diagnosis procedure combination
診断群分類

表1 rigid vs flexible in proximal ureter(CROES-URS)

	rigid(n=1,899)	flexible(n=275)	p-value
stone free rate(%)	83.8	85.5	NS
stone burden(mm^2)	81.7	82.2	NS
陥頓結石(%)	29.3	38.5	$p<0.01$
問題なく終了(%)	92.2	94.6	NS
不成功(%)	3.2	1.0	$p<0.05$
出血(%)	0.8	1.3	NS
穿孔(%)	1.2	0.7	NS
治療変更(%)	0.1	0.3	NS
尿管離断(%)	0.1	0	NS
再治療(%)	13.6	7.7	$p<0.05$
合併症(%)	2.1	3.8	NS
再入院(%)	7.7	7.0	NS

(Perez Castro E, Osther PJ: Eur Urol 2014; 66: 102-9.より)

合併症を減少させるために

- 手術を円滑に行うためには，術前の評価によってどこまで手術を行うかをシュミレーションしておく必要がある。
- また手術中でも，①どこまで結石を破砕するか，②どこまで結石を摘出するか，③いつ手術を終了するか，④手術を継続するか，⑤腎瘻やPNLなどへのconversionは必要か，を常に考えておかなければいけない。
- TULは内視鏡手術のため，尿管ステントを留置することで多くの合併症は対処できる。この対処法をどのタイミングで行うかであるが，手術の経験が少ないうちは早めに行い，安全に手術を終了することが一番大事である。経験により安全に手術を行える範囲が徐々に広がっていくと思われる。
- 前述のように手術時間の目安は90分以内をめどにしている。もちろん患者の状態によりもっと短時間で終了させたほうがよい場合もある。手術時間については，当院ではメディカルスタッフに時間をコールしてもらっている。コールする時間は30分と60分，その後は10分ごとである。このように手術時間を意識しておくことが重要である。

Ⅷ インフォームドコンセント

術前のインフォームドコンセント

- 患者への説明は非常に大切であり，その目的は現在の患者自身の状態を把握してもらうことである。
- 尿路結石は良性疾患であり，十分なインフォームドコンセントを行った後に，治療の可否や治療の選択ができるような状況をつくることが重要である。そのためにはきちんとした情報で意思決定をしてもらうことが重要であり，自己決定権を尊重することにもつながる。
- 説明の骨子は主に，①診断，②治療，③TULについての説明，④再発予防と定期検査である 図1 。

診断

- 正常な解剖学的な説明(腎，尿管，膀胱)に加え，結石の数や位置，大きさ，水腎症の有無などを説明する。

図1 患者説明用紙

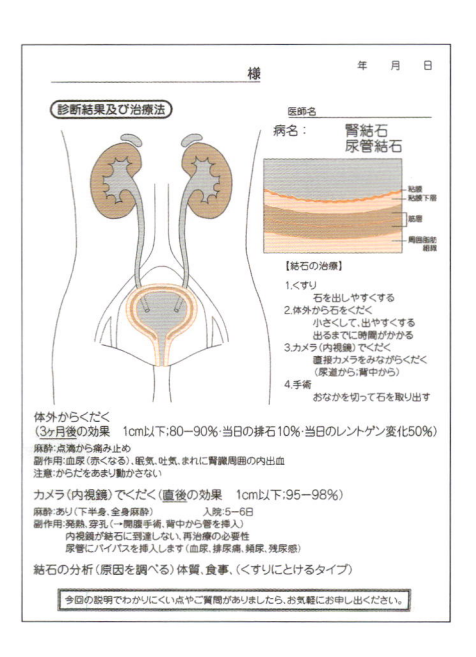

- 尿路結石の場合，症状の有無によって患者の治療の希望が異なってくる。現在症状がある場合は治療を希望することが多いが，症状がない場合は治療の必要性を認識できないことが多いため，治療の必要性について説明する。特に尿路閉塞がある場合（水腎症）には腎機能の低下がみられ，CKDのリスクとなるため治療の適応であり，十分な説明が必要である。

CKD chronic kidney disease 慢性腎臓病

治療
- 尿路結石の治療は多くの選択肢がある。例えば経過観察，内服治療（MET），ESWL（体外衝撃波砕石術），TUL（経尿道的尿管砕石術），PNL（経皮的腎砕石術），開腹術，腹腔鏡手術などである。
- 各治療のメリット，デメリットについての説明を行うとともに，エビデンス（ガイドラインなど）や自分の施設のおおまかな成績について説明する。

MET medical expulsive therapy

TULの手術手技，合併症についての説明 図2

手技について
- 麻酔法（全身麻酔，腰椎麻酔など），治療の概要（内視鏡を体内に挿入し，結石を破砕し摘出する），術後の尿管ステント留置，尿道バルーン留置について説明する。

合併症について
- 術中の合併症の種類と頻度についても説明する必要がある。
- 頻度の多い合併症と，頻度は少ないが危険性が高い合併症は説明する必要がある。
  前者では，①発熱（入院が延長される可能性），②尿管ステント関連症状（血尿，頻尿，排尿痛，下腹部痛）を
  後者では
① 尿管狭窄により手術が中止となる可能性
② 尿管穿孔または断裂にて，開腹術や腎瘻造設を行う危険性
③ 1回の治療で完治しない可能性（追加の治療の必要性）について必ず説明を行う。
- もちろん患者の全身状態に応じて治療の目標は変わってくるが，治療の目標を説明する。
- 合併症への対処法，穿孔時の対処法について説明する。

図2 TUL説明用紙

経尿道的結石破砕術(TUL)説明書

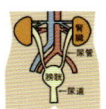

経尿道的腎尿管結石破砕術（TUL）は、尿管鏡と呼ばれる、胃カメラをさらにずっと細くしたような細い内視鏡を、尿道から膀胱を通って尿管・腎臓の結石があるところまで入れ、尿管鏡の先端から発射するレーザーによって結石をこまかく破砕し、破砕された結石を内視鏡で取り出すという手術で、おなかを切ったりしないで治療できる方法です。

手術の必要性
1）腎臓の保護
結石が尿管につまることで尿の流れが妨げられると、腎臓内に尿が貯留してしまう水腎症という状態になり、徐々に腎臓が萎縮して機能が低下して行き、元に戻らなくなる可能性があるため、その前に結石を取りのぞくことが大切です。また腎臓結石の場合も、結石が大きくなっていくことで腎臓の機能が低下する可能性があります。腎臓の機能が低下して行くと腎不全という状態になり、さらに悪化すると血液透析が必要になる危険があります。また最近では、腎不全にならない程度の腎機能低下も、動脈硬化や心臓病の原因になると言われています。

2）結石による症状をとりのぞく
結石が尿管につまると痛みや血尿が出たり、腎臓から細菌感染を起こして（尿路感染症）高い熱が出たり、重篤な場合は敗血症という危険な状態になることもあります。

ESWL（体外衝撃波結石破砕術）との比較
1）メリット
ESWLより有効率が高く、1cm以下の結石に対しての有効率（一回で治療が終了する確率）はESWLが80〜90%であるのに対し、TULは95〜98%です。
また、ESWLは結石を小さくして出やすくするだけで、治療したその日に結石がなくなることはほとんどないのに対し、TULでは破砕した結石を内視鏡で取り出し、結石のない状態にして手術を終えます。

2）デメリット
ESWLは日帰り治療が可能であるのに対し、TULは全身麻酔または下半身麻酔の手術となり、術後3日間程度の入院が必要です。
また、TULでは術後2〜3週間、尿管ステント（バイパス）を入れておく必要があります。結石が小さい場合や手術が短時間で終了した場合には、ステントは不要です。

— 1 —

手術によって期待される効果と限界

効果：1cm以下の結石に対しての有効率（一回で治療が終了する確率）は95〜98%です。また、単に破砕するだけでなく、結石をすべて取り出すため（破砕のものは多少残ります）、残石によって痛みが起きる心配もなくなります。ただし、術後2〜3週間は尿管ステント（バイパス）が入るため、それによる違和感などの症状があります。

限界：この手術は時間が長くかかると危険な副作用の起きる可能性が高くなるため、手術時間は限られています。そのため、大きな結石や非常に硬い結石、また結石が尿管に癒着しているなどの場合、一回の手術では全ての結石を取り除ききれない場合もあります。一回の治療で摘出できるのは1.5〜2cmの結石までです。それ以上の結石は追加治療（同じ治療やその他の治療）が必要になることがあります。また、尿管が狭くて内視鏡が通らない場合もあり、その時は尿管ステント（バイパス）を入れるだけで終了になることもあります。その場合は約1ヶ月後に再手術を行います。

手術前のスケジュール
1）入院日
造影レントゲンやCT等の検査が入る場合があります。

2）手術前日
希望があれば夜に睡眠薬を内服していただきます。
飲食の制限は一切ありませんが、夕食後から絶食です。

3）手術当日
午前の手術の患者さんは午前7時まで、
午後の手術の患者さんは午前10時まで、水分をとることが可能です。
水分補給の内容はクリアフルイド（清澄水）という分類で、電解質、糖分を含んだものになります。
また通常の水またはお茶であれば、適宜決められた時間内で飲水可能です。

また、朝から点滴を行います。点滴は翌日まで続けて行います。点滴を行う目的は、手術当日飲食ができないため、かわりの水分補給と、尿を増やして術後の感染を防ぐのと、腎臓の働きを助けることにあります。

手術の始まる時間は、他の患者さんとの兼ね合いもあり、入院後に決まります。

普段服用している薬は、薬の種類によって朝飲んでいただく場合と、飲まないでいただく場合があります。担当看護師の指示に従ってください。

— 2 —

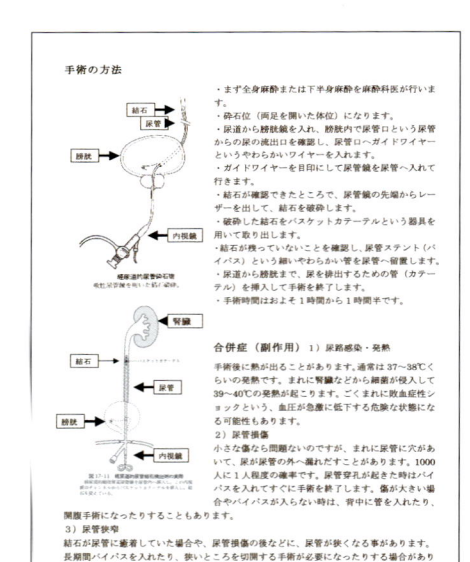

手術の方法
・まず全身麻酔または下半身麻酔を麻酔科医が行います。
・砕石位（両足を開いた体位）になります。
・尿道から膀胱鏡を入れ、膀胱内で尿管という尿管からの尿の流出口を確認し、尿管ローガイドワイヤーというやわらかいワイヤーを入れます。
・ガイドワイヤーを目印にして尿管鏡を尿管へ入れて行きます。
・結石が確認できたところで、尿管鏡の先端からレーザーを出して、結石を破砕します。
・破砕した結石をバスケットカテーテルという器具を用いて取り出します。
・結石が残っていないことを確認し、尿管ステント（バイパス）というやわらかい管を尿管へ留置します。
・尿道から膀胱まで、尿を排出するための管（カテーテル）を挿入して手術を終了します。
・手術時間はおよそ1時間から1時間半です。

合併症（副作用） 1）尿路感染・発熱
手術後に熱が出ることがあります。通常は37〜38℃くらいの発熱です。まれに腎臓などから細菌が侵入して39〜40℃の発熱が起こります。ごくまれに敗血症性ショックという、血圧が急激に低下する危険な状態になる可能性があります。

2）尿管損傷
小さな傷なら問題ないのですが、まれに尿管に穴があいて、尿が尿管の外へ漏れることがあります。1000人に1人程度の確率です。尿管穿孔が起きた時はバイパスを入れてすぐに手術を終了します。傷が大きい場合やバイパスが入らない時は、背中に管を入れたり、開腹手術になったりすることもあります。

3）尿管狭窄
結石が尿管に癒着していた場合や、尿管損傷の後などに、尿管が狭くなる事があります。長期間バイパスを入れたり、狭いところを切開する手術が必要になったりする場合があります。

— 3 —

手術後の経過
1）手術当日
術後、わき腹や膀胱、尿道のあたりが痛むことがあります。つらい時は痛み止めの薬を使います。
手術後に部屋に戻った後、約4時間後から飲水可能、歩行が可能になります。
食事については、午前の手術の患者さんは夕食から食べられます。
午後の手術の患者さんは翌日の朝食から食べられます。
腰の曲げ伸ばしや横向きに寝返りをうつりして積極的に体動かして下さい。ただし頭を上げると気分が悪くなる可能性がありますので注意して下さい。
（38℃以上の発熱、疼痛時はベッド上安静でもかまいません）
術後は、尿道から膀胱へ入った管に袋がつながっていて、流出した尿がたまるようになっています。この管は経過が順調であれば翌朝に抜きますが、それまでの間違和感や尿意が生じることがあります。（麻酔の方法や経過により異なります）

2）翌日
朝、採血検査があります。
担当看護師がいろいろな処置を行ってから歩けるようになります。
腹部レントゲン撮影検査があります。

3）翌日以降
手術翌日から3日間、点滴があります。
発熱などの副作用がなければ、術後3日目に退院となります。

4）手術3・4日後頃（退院までに）
医師からレントゲンなどで手術の経過や退院後についての説明があります。

退院後
退院後は通常通りの生活を送っていただいてかまいませんが、水やお茶などでなるべくたくさん（一日2リットル以上が理想です）水分をとってください。

再診時（およそ2〜3週間後です）
1）レントゲン等の検査を行います。それらの検査で
・残りの結石の有無、（ある場合にはその大きさと場所）
・腎臓の機能
を調べます。
この結果が良好であれば、
尿管ステント（バイパス）を抜く予定を決め、後日バイパスを抜去します。
その後、造影検査やCT検査（低線量一被曝が少ない）など
もし残石があったり、腎臓の機能に問題があったりする場合は、
しばらく経過観察をしたり、追加治療が必要になったりする場合があります。

2）手術の時に採取した結石の分析結果を説明します。

— 4 —

TULの日程の説明

- 手術日，手術予定開始時間，手術にかかる時間，退院予定日，家族が手術日に来てもらう時間を説明する。
- 当院では全身麻酔と腰椎麻酔の手術の際には全例，家族に手術中に待機していただいている。術中に予期しない合併症やPNLのconversionなどの説明を行う場合がある。

■術後の生活について
- 術後の見通しとして，術前術後の安静度，飲水，食事などの予定，退院後の生活制限がないことについて説明する．
- 退院を延期する場合の原因，対処法などや，代替治療，セカンドオピニオンなどについて説明する．

■結石分析の重要性の説明
- 結石の成分により結石の再発予防についての方針がきまるため重要である．
- 退院後の次回の外来で，結石の成分分析結果を話すことを説明する．

術直後のインフォームドコンセント（家族に対して）

①手術中の状態（内視鏡上，または透視上結石は取り切れたかどうか？）
②大きな異常なく手術は終了したか？
③尿管ステント留置の有無，尿管ステントを抜去する日程の目安，必ず抜去が必要である旨を説明する．
④必ず，後日のX線検査で結石が消失しているかを確認する旨を伝える．
⑤術後に起きる可能性のある症状を伝える（発熱，尿管ステントの血尿や違和感など）．
⑥経過良好な場合の退院の日程
⑦結石分析の結果の重要性を説明する（当院では摘出した結石の一部を患者家族に渡している．一部は結石分析に提出）．

術後（退院前）のインフォームドコンセント（患者に対して）

- 術後用の説明用紙を用いて説明する 図3 ．また尿管ステントのパンフレットも使用する（p.161 図21 参照）．
- 主な内容は
①術後のX線結果
②退院後に起きる可能性がある症状
③今後の予定（尿管ステント抜去や検査）
④追加治療の可能性
⑤再発予防と定期検査

- きちんとしたインフォームドコンセントは患者自身と家族にとって，手術およびその後の経過についての十分な理解の手助けとなる。
- それぞれの施設により状況は変わってくるが，成績や治療方針をきちんと説明して手術に備える必要がある。

図3 TUL後の説明用紙

経尿道的結石破砕術（TUL）後の説明
（結石治療の原則）①結石の大きさと場所 ②腎機能 ③症状 で決定します

1. 治療の目的，期待できる効果について
この治療は尿の通り道（腎臓，尿管）の結石を小さく破砕して，摘出する治療です。
目標は，小さな結石（10mm以下）の場合はすべて摘出を
大きな結石（10mm以上）では径5mm以下に破砕することが目標となります。
また5mm以下の場合に自分で排石できる可能性が高い（80-90%）からです。
TULの効果について
破砕前と破砕後にレントゲンをとり，比較します
 a.10mm以下の場合は，治療直後の成功率 約98%は結石が消失
 b.10-20mmの場合は，治療直後の成功率 約95%は結石が消失
 20-30mmでは，80%で4mm以下となります。
結石の残りが多い場合や10mm以上は自排出が難しく再治療が必要です。

2. 治療後に起こる可能性のある症状とその対処
内視鏡による結石治療を行った場合には，尿管（腎臓から膀胱の間）に
ステント（バイパス）という直径1.5～2mmの管を必ず留置します。
このステントの目的は，①破砕された結石片が尿の通り道を閉塞し，手術後に痛みや熱を引き起こすことを防止します。②内視鏡治療による尿管の粘膜のむくみを防止します。
ただし，このバイパスが入っているために起きる症状があります。
①血尿 尿が赤くなります。これはバイパスを抜去するまで，続きます。
②頻尿 排尿の回数が増加します。また1回の排尿量が減少します
③残尿感 排尿後も尿がたまっている感じが残ります
④下腹部の違和感 下腹部が重い感じが続きます
これらは時間とともに改善することが多いのですが，
バイパスを抜去するまでは症状が消失しない場合もあります。
これらの症状が強くなる場合には，病院から処方された痛み止め（坐薬）を使用して下さい
ただし，坐薬は即効性がなく，効果がでるまでに30分から1時間かかります。
バイパスを抜去する時期は状態により異なりますが，通常は3-4週間です。
長く留置が必要な場合は①結石が多く残っている②尿管狭窄（狭くなっている）
です。
バイパスの抜去は女性の場合は通院で行い，男性の場合は①外来で坐薬を使用②日帰り入院で点滴からの麻酔を使用 の2つの方法がありますので，患者さんの希望にて決定します。

3. レントゲン上の変化（治療前後で）
レントゲンで結石の大きさと場所の変化を確認します
骨盤の骨に重なっている場合（U2）の結石ではレントゲンでは効果がわからない場合があります
手術後はレントゲン写真上にバイパス（ステント）が映ります。

4. 手術後に心がけること
手術後の腎機能回復や砕石の細かい結石を排出するために
以下のようなことを行うと回復が早くなります。
 a.水分を多く摂取する
 量；1日2リットル以上が目安です。ただし，体格や季節によっても異なります。

尿の色が褐色，または濃い黄色にならないようにすることが大切です。
透明で水に近い色が理想的です。
種類；水やお茶が一番おすすめです。アルコールは基本的にはよくありません。
特にビールはプリン体を多く含むため，結石を大きくする可能性があります。
アルコール以外の飲料では，コーラやジュースなどカロリーのあるものは
控えたほうがいいです。
 b.適度な運動をする
じっとしているよりも適度な運動をおこなったほうが，結石は早く排出します。
運動の種類は，上下の運動で，散歩やジョギング，なわ跳び，
運動時は脱水になりやすいので注意が必要です。

5. 結石の分析結果を知ってもらう必要性
結石成分を分析する検査で，結石の原因や予防についての情報がわかります。
今後の再発防止や治療（溶解療法が可能かどうか）等に有用です
検査の結果は手術後約2週間かかりますので，退院後の外来にて説明をします。

6. 退院後の外来スケジュールと治療方針
治療後に大切なことは①結石の大きさと場所 ②腎臓の機能 です
外来通院でレントゲンの検査をおこない，結石が消失したか，腎機能は正常になったかを調べます。
TULの治療は結石の摘出はできますが，すぐ腎機能が正常化するのではなく，
回復には時間がかかります。
腎機能については造影剤やCTなどのレントゲンで治療効果を判定します。
TULにて効果がない場合（大きな結石がある場合や腎機能が改善しない場合）には
追加の治療が必要になります。
再治療の方法は
 a.再度同じTULをおこなう
 b.背中から穴をあけて内視鏡で治療（経皮的結石砕石術；PNL）
 （TULの効果があまりなかった場合）
 TULより大きな治療で，効果は非常に高いのですが，
 体の負担はTULより大きくなります
 c.体外衝撃波治療（ESWL）の治療（小さい結石が残った場合）
 TULより負担の少ない治療です。通常は日帰りです。
 同時にバイパスの抜去もできます。

7. 今後の定期的な通院の必要性
症状がなくても通院が必要です
必ず泌尿器科を受診して下さい（人間ドックや内科，外科などはお勧めしません）
（理由）a.結石は非常に再発しやすい 5年で40-50%
 b.痛みや熱がなくても腎臓の機能が低下することがある
尿路結石のガイドラインでは
 a.結石がレントゲン写真で消失した場合 6ヶ月から1年毎の検査
 b.結石がレントゲン写真にまだ残っている場合，3ヶ月から6ヶ月毎の検査
 をすすめています。（径5mm以下の場合）

IX 軟性尿管鏡の応用

腎性血尿に対する尿管鏡手術

- 腎性血尿についてはこれまで，膀胱鏡での確認や造影CT，尿細胞診，RP（逆行性腎盂尿管造影）などで診断されていた。近年尿管鏡の進歩により，腎盂や尿管の観察が可能となった。実際の方法を述べる。

RP
retrograde pyelography

必要器機
- 軟性尿管鏡，ガイドワイヤー，電気凝固端子（可能なら2Frのもの）

手技
- ポイントはガイドワイヤーによる損傷を避けることである。
❶ 体位は砕石位，全身麻酔下で施行する。
❷ 膀胱鏡を施行し，患側尿管口からの血尿を確認する。
❸ ガイドワイヤーを腸骨の高さまで挿入し，膀胱鏡を抜去する。
❹ ガイドワイヤーから軟性尿管鏡を被せて，尿管鏡を進める。このときにガイドワイヤーを抜去するが，ガイドワイヤーが腎盂方向に進まないように気を付ける。ガイドワイヤーが誤って腎盂内まで到達してしまうと，ガイドワイヤーによる損傷で血尿が生じ，腎盂の観察が不可能になってしまい，手術を終了しなければならない。
❺ 下部尿管から上部尿管，腎盂へと観察しながら進んでいく。
❻ 腎盂では最初にシリンジを用いて吸引を行い，腎盂内を減圧する。
❼ 腎盂内で生理食塩水の注入，吸引を繰り返し，視野を確保する。このとき注入量が多すぎて腎盂内圧が高くなると腎盂破裂を起こすため，吸引量と注入量は同じにする。
❽ 上腎杯，中腎杯，下腎杯の順で観察していく。視野が不良な場合には吸引と注入を繰り返す。
❾ 視野が不良なところに内視鏡を近ずけ，しばらく観察する。
❿ 出血点が確認できたら，電気凝固端子を挿入し，止血する。
⓫ 尿路損傷がなければ尿管ステントは留置せずに終了する。

推算糸球体濾過量	87
水腎症	81
スタッフの配置	70
ステント石灰化	159
ステント留置の実際	38
ストーンストリートの場合の手術手技	132
セイフティーガイドワイヤー	51
全身状態の評価	87

た

ダイアモックス	85
体位	88
タイガーテイルカテーテル	20
体外衝撃波結石破砕術	10, 138
体格指数	81
ダイレクトインサーション	65
単純X線	80
弾性ストッキング	88
中部尿管結石	10
中部尿路結石の手術手技	104
超音波	80
直説法	51
電気水圧破砕装置	26
電子スコープ	57
透視モニター	70
トラブルシューティング	127, 142
トルネードガイドワイヤー	16

な

内視鏡	16
内服治療	169
軟性鏡によるTUL	10
軟性鏡ヘッドカバー	74
軟性尿管鏡	57, 122
軟性尿管鏡下での破砕	68
軟性尿管鏡の応用	174
軟性尿管鏡の種類	57
軟性尿管鏡のセッティング	58
軟性尿管鏡の操作法	60
軟性尿管鏡の挿入法	63
軟性尿管鏡の特徴	57
軟性尿管鏡を用いたTUL	110
軟性尿管鏡を用いた f -TUL	116, 122
日常生活動作	87

尿管アクセシース	16, 20, 56, 62
尿管アクセシースの挿入法	24
尿管カテーテル	20
尿管鏡下破砕術	107
尿管鏡手術	138
尿管鏡専用台	71
尿管結石	10
尿管口	50
尿管腎盂移行部	22, 135
尿管ステント	16, 38
尿管ステントパンフレット	161
尿検査	87
尿道バルーンカテーテル	20
尿路結石	10
尿路結石症診療ガイドライン	10
尿路の形態の評価	83
ネックプロテクター	43

は

敗血症	162
破砕機器	16, 26
破砕方法	30
把持鉗子による摘出	55
バスケットカテーテル	16, 32, 76, 99, 108, 124, 154, 156
バスケットカテーテルによる摘出	55, 68
バスケットカテーテルの使用方法	35
バスケットカテーテルの特徴	33
バスケットカテーテルの把持方法	36
バスケットカテーテルpushup防止用器具	36
白血球数	87
ビデオモニター	70
被曝	41, 83
皮膚-結石間距離	14
ファイバースコープ	57
副甲状腺ホルモン	87
複数結石の手術手技	130
腹部単純撮影	23
フットペダル	78
フラッシュ用の器具	73
米国総合癌センターネットワーク	175
米国泌尿器学会	14, 60
放射線被曝量	83
ポートシール	43

索引

あ

アクセシース	120
アダプター類	71
インスペクションスコープ	28
インフォームドコンセント	168
欧州泌尿器学会	10, 138, 175
おじぎ法	51

か

回転法	50
ガイドワイヤー	16
下腎杯結石	13
下腎杯結石の手術手技	122
合併症	154, 166
合併症の予防	88
下部尿管結石	11
下部尿路結石の手術手技	94
カメラ用スリーブ	74
間欠的空気圧迫装置	88
患者説明用紙	168
完全排石率	10
嵌頓結石	142
灌流液のコントロール	75
灌流用生理食塩水	43
灌流用ルート	44
器械台	71
逆行性腎盂造影法	16, 94
逆行性腎盂尿管造影	174
狭帯域光観察	175
経尿道的尿管砕石術	10
経尿道的膀胱腫瘍切除術	175
経皮的腎砕石術	10
経皮的尿管砕石術	10
経皮的尿管破砕術	53, 135
血液検査	87
結石形成	41
結石消失率	164
結石の位置の評価	83
結石の大きさの評価	81
結石の摘出	55, 99, 108, 118
結石の破砕	53, 68, 96, 107
結石の評価	80, 164
結石のリスクファクターの評価	85
結石表面積	14
結石分析	171
結石分析の評価	165
結節形成	40
硬性尿管鏡	46
硬性尿管鏡のセッティング	47
硬性尿管鏡の先端形状	49
硬性尿管鏡の操作法	49
硬性尿路鏡を用いたTUL	94, 104
コンパートメント症候群	88

さ

砕石位	90
再発予防	165
サンゴ状結石	14
支脚器	90
ジップワイヤー	17
シュウ酸カルシウム	30, 149, 165
手術室の配置	70
術後評価	164
術前準備	80, 87
術前評価	80, 155
術中所見	156
使用機器の配置	70
上部尿管結石	10
上部尿細管結石の手術手技	110
上部尿路腫瘍	175
踵部保持式砕石位保持器	90
静脈血栓塞栓症	87
静脈性尿路	164
静脈性尿路造影検査	81, 164
助手の役割	75
処置台	71
処置用膀胱鏡	16
腎盂	67, 68
腎盂腎炎	162
腎盂尿管粘膜	156
腎機能	87
腎結石	10, 12
腎結石の手術手技	116
腎性血尿	174
診断群分類	14, 166
腎尿管膀胱部単純撮影	23, 80
深部静脈血栓症	90
腎瘻	137

177

❼上部尿管または腎盂に腫瘍性病変を認めた場合は，生検鉗子でバイオプシーを行う。このときに細径の尿管アクセスシースを使用する場合もある。軟性尿管鏡用の生検鉗子は2種類あり，1)ポートから直接挿入が可能なもの，2)内視鏡の先端からあらかじめ挿入しておくものがある。後者は生検鉗子の部分が大きく検体が大きく採取できるが，尿管アクセスシースの留置が必須である。

❽生検後の出血は前述のように止血が必要である。

❾根治性が高いと判断した場合には，1)切除終了後に十分な底部の凝固を行うこと，2)腎盂，尿管内で生理食塩水を用いて何度も吸引，注入を繰り返し播種の予防を行う。

❿尿路の閉塞がなければ，尿管ステントの留置は不要である。

⓫内視鏡抜去時に尿路を観察し，尿路損傷や腫瘍の見落としがないかを確認する。

注意点

- 腎盂尿管腫瘍の内視鏡治療については，再発やmisgradingの問題で腎盂尿管全摘への移行が必要な患者もあり，定期的な観察が必要である。このため患者に厳重な定期観察が重要であることを理解してもらう必要がある。
- 2015年NCCNでは最初の1年は3カ月ごとの尿管鏡検査を推奨している。

上部尿路腫瘍

ポイント

- 2015年のEAUガイドラインではlow grade，単発，1cm以下の上部尿路腫瘍に対して内視鏡的治療を選択肢の一つとして記載している（推奨グレードB）。一方2015年のNCCNではlow gradeの上部尿路腫瘍に選択肢として記載があるが，腫瘍の大きさや数には言及していない。
- 軟性尿管鏡の使用により腎盂尿管腫瘍の診断，治療の手助けになる可能性がある。
- この手技の要旨を記載する。尿路結石と異なる点は，1) 悪性腫瘍が前提であるため，尿路の損傷は播種の危険性があり，絶対に避けなければならない，2) 結石はrepositionが可能であるが，腫瘍では不可能なため，到達不能な場合がある，3) エビデンスが少ないため今後の可能性については不明であること，などである。

必要器機

- 硬性尿管鏡，軟性尿管鏡，ガイドワイヤー，生検鉗子（硬性鏡用，軟性鏡用），バスケットカテーテル，電気凝固端子（可能なら2Frのもの），尿管アクセスシース，ホルミウムレーザー，ネオジウムレーザー

手技

1. 膀胱鏡で膀胱内を観察する。可能であればNBIを併用する。腫瘍があればTURBTを施行する。
2. 尿管口からガイドワイヤーを挿入し，硬性鏡で尿管を観察する。可能であればNBIを併用する。
3. 硬性鏡で腫瘍を認めた場合には，生検鉗子でバイオプシーを行う。6カ所以上生検する。上部尿路腫瘍では生検を施行しても，検体が小さくて判定不能であったり，misgradingであることが多いため，生検数を多くとる必要がある。有茎性であればバスケットカテーテルで切除可能な場合もある。
4. 腫瘍表面はホルミウムレーザーで蒸散が可能である。出血が多い場合には電気凝固端子またはネオジウムレーザー（止血力が高い）を使用して止血を行う。
5. 硬性鏡で異常を認めない場合はガイドワイヤーを留置し，硬性尿管鏡を抜去する。
6. ガイドワイヤーに沿って軟性鏡を挿入する。このときには尿管アクセスシースは使用しない。上部尿管や腎盂を観察する。腎盂内では尿を採取し，尿細胞診の検査に提出する。

EAU
European Association of Urology
欧州泌尿器科学会

NCCN
National Comprehensive Cancer Network
米国総合癌センターネットワーク

NBI
narrow band imaging
狭帯域光観察

TURBT
transurethral resection of the bladder tumor
経尿道的膀胱腫瘍切除術

Web動画 IX-1, 2
腫瘍の観察(1), (2)

Web動画 IX-3
腫瘍の生検

Web動画 IX-4
腫瘍のレーザー焼灼

ポップコーン効果	30
ホルミウムヤグレーザー	26

ま

麻酔	88, 93
末梢神経障害	88
マルチレングスタイプ	40
慢性腎臓病	169
メタボリックシンドローム	85
メディカルスタッフの役割	79

ら

ラジフォーカス	17
リトクラスト	16, 26, 54, 107
リトクラストによる破砕	96
レーザーによる結石の破砕	68, 96, 114
レーザーファイバー	28, 76, 122, 156
レーザー本体	75
レビテーター	90
レビテーターの使用法	91

欧文

Accordion	36, 113
acoustic shadow	80
activities of daily living (ADL)	87
American Urological Association (AUA)	14, 60
ante-URSの手術手技	138
body mass index (BMI)	81
Cアーム	41
C反応性蛋白	87
C-Flex	38
C-reactive protein (CRP)	87
chronic kidney disease (CKD)	169
CT endoscopy	83
deep vein thrombosis (DVT)	90
diagnosis procedure combination (DPC)	14, 166
direct insertion	102
dusting	30
electrohydraulic lithotripsy (EHL)	26
encrustation	41
estimate glomerular filtration rate (eGFR)	87
European Association of Urology (EAU)	10, 138, 175
extracorporeal shock wave lithotripsy (ESWL)	10, 135, 138
flexible TUL (f-TUL)	10
fragmentation	30
Ho-YAG	26, 29, 53
intravenous urography (IVU)	81, 164
kidney ureter bladder (KUB)	23, 80
LithoClast	26
LOCKのポジション	58
medical expulsive therapy (MET)	169
N-Compass	120
narrow band imaging (NBI)	175
National Comprehensive Cancer Network (NCCN)	175
one person TUL	78
parathyroid hormone (PTH)	87
Percuflex	38
percutaneous nephrolithotripsy (PNL)	10, 53, 135
pushup	36, 96, 112
retrograde pyelography (RP)	16, 94, 174
SAPS	44, 76
skin-to-stone distance (SSD)	14, 85
stone burden	81
stone surface area (SSA)	14
stone-free rate (SFR)	10, 164
StoneCone	36, 113
stop sign	81
The Clinical Research Office of the Endourological Society (CROES)	166
transurethral resection of the bladder tumor (TURBT)	175
transurethral ureterolithotripsy (TUL)	10
TUL説明用紙	170
TVビデオシステム	41
ureteral access sheath (UAS)	20, 62
ureteropelvic junction (UPJ)	22, 135
Ureterorenoscopy (URS)	138
ureteroscopy (URS)	107
Valdivia体位	91
white blood cell counts (WBC)	87
X線透過装置	41
Yアダプター	44, 59, 124
ZIPワイヤー	17

著者略歴：松崎純一

1989年　横浜市立大学卒業
1995年～1998年　横須賀共済病院
1998年～2000年　神奈川県立がんセンター
2000年～2002年　藤沢市民病院
2002年　大口東総合病院泌尿器科部長（現職）
2015年　大口東総合病院副院長

所属学会等

日本泌尿器科学会専門医，指導医
日本尿路結石症学会評議員
日本泌尿器内視鏡学会評議員，尿路ステント部会委員
尿路結石内視鏡治療標準化委員会 PNL＋TUL グループチーフ
尿路結石症診療ガイドライン第2版 作成委員
米国泌尿器科学会
世界泌尿器内視鏡学会

経尿道的尿管砕石術　安全・確実なTULの手術手技

2015年9月10日　第1版第1刷発行

- ■著　者　松崎純一　まつざきじゅんいち
- ■発行者　鳥羽清治
- ■発行所　株式会社メジカルビュー社
  〒162-0845 東京都新宿区市谷本村町2-30
  電話　03(5228)2050(代表)
  ホームページ http://www.medicalview.co.jp/

  営業部　FAX 03(5228)2059
  　　　　E-mail eigyo@medicalview.co.jp

  編集部　FAX 03(5228)2062
  　　　　E-mail ed@medicalview.co.jp

- ■印刷所　株式会社加藤文明社

ISBN978-4-7583-1262-2 C3047

©MEDICAL VIEW, 2015. Printed in Japan

- ・本書に掲載された著作物の複写・複製・転載・翻訳・データベースへの取り込みおよび送信（送信可能化権を含む）・上映・譲渡に関する許諾権は，(株)メジカルビュー社が保有しています．
- ・JCOPY〈(社)出版者著作権管理機構 委託出版物〉
  本書の無断複写は著作権法上での例外を除き禁じられています．複写される場合は，そのつど事前に，(社)出版者著作権管理機構（電話 03-3513-6969，FAX 03-3513-6979，e-mail：info@jcopy.or.jp）の許諾を得てください．

- ・本書をコピー，スキャン，デジタルデータ化するなどの複製を無許諾で行う行為は，著作権法上での限られた例外（「私的使用のための複製」など）を除き禁じられています．大学，病院，企業などにおいて，研究活動，診察を含み業務上使用する目的で上記の行為を行うことは私的使用には該当せず違法です．また私的使用のためであっても，代行業者等の第三者に依頼して上記の行為を行うことは違法となります．

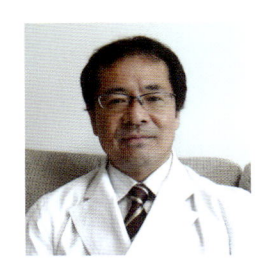